Guida
per i familiari di pazienti psichiatrici

bup

Biblioteca tedesca
-Registrazione dell'unità CIP.

Hans Wildraschek
Georg Baumann
Guida per i familiari di pazienti psichiatrici
ISBN: 978-3-911075-10-7

Copyright: Bremen University Press
Luogo di pubblicazione: Brema, Germania
Edizione 1, ottobre 2023
Versione 1.0
Stampato in UE, UK, USA, JP, AUS
bup@bremenuniversitypress.com
www.bremenuniversitypress.com

Guida per i familiari di pazienti psichiatrici

Contenuto

Prefazione

Obiettivo del libro

L'obiettivo di questo libro per i familiari di persone affette da malattie mentali è quello di fornire ai parenti una solida conoscenza delle varie malattie mentali, dei loro sintomi, della diagnosi e delle opzioni di trattamento, nonché di offrire possibili soluzioni. Grazie a queste conoscenze, i familiari sono in grado di comprendere meglio la malattia e il relativo comportamento della persona colpita.

Il libro intende inoltre offrire consigli e strategie concrete per affrontare le sfide quotidiane legate all'assistenza di un parente malato di mente. Un altro obiettivo è quello di promuovere l'empatia e la comprensione per la persona malata. In questo modo, il libro può contribuire a ridurre i pregiudizi e lo stigma e a creare un ambiente più empatico per la persona malata.

Spesso i parenti si lasciano coinvolgere dal ruolo di caregiver e dimenticano di prendersi cura anche della propria salute mentale. I parenti possono difendere meglio gli interessi della persona malata attraverso conoscenze solide e consigli pratici, sia nel sistema sanitario, sia nel mondo del lavoro o nell'ambiente sociale.

Il libro ha anche lo scopo di aiutare i familiari a comunicare in modo più efficace con i professionisti del settore medico e terapeutico, il che può portare a una migliore qualità del trattamento per la persona colpita. In

5

questo caso, spesso prevale l'assenza di parola per una
serie di motivi,

Infine, ma non meno importante, il libro può anche fornire un sostegno emotivo, convalidando le esperienze e
i sentimenti dei familiari e mostrando loro che non
sono soli.

Nel complesso, il libro si propone di fornire una guida
pratica e completa ai familiari per aiutarli a gestire
meglio le sfide della malattia mentale e dell'ambiente in
generale, prendendosi cura della propria salute mentale.

Chi soffre di più?

Si osserva spesso il fenomeno per cui i parenti dei malati mentali sembrano talvolta soffrire più degli stessi
malati.

I parenti hanno spesso un profondo legame emotivo
con il malato. Devono assistere alla sofferenza di una
persona che amano e non sempre possono fare qualcosa. Questa impotenza può essere estremamente stressante. I parenti assumono spesso il ruolo di assistenti
primari. Prendersi cura del benessere di una persona
malata di mente può essere un enorme carico di responsabilità che può essere emotivamente e fisicamente
drenante.

La malattia mentale può essere spesso imprevedibile. I
familiari vivono nella costante paura di una ricaduta o
di un peggioramento della condizione, il che può

portare a uno stress cronico. I familiari devono affrontare non solo gli effetti della malattia in sé, ma anche i pregiudizi sociali e la stigmatizzazione. A volte si ritirano dal loro ambiente sociale per vergogna o per esigenze eccessive, il che può creare ulteriore stress psicologico.

Nello sforzo di essere presenti per il malato, i familiari spesso trascurano le proprie esigenze e i propri limiti. Questo può portare al burnout e ad altri problemi di salute.

Le dinamiche relazionali spesso cambiano radicalmente quando un membro della famiglia diventa malato di mente. Questo può portare a conflitti e ambiguità nelle aspettative e nei ruoli all'interno della famiglia o della partnership.

Le terapie e i farmaci sono spesso costosi e se la persona malata non è in grado di lavorare, ciò può creare ulteriori oneri finanziari che aumentano indirettamente lo stress per i familiari.

Poiché molte malattie mentali sono croniche, l'idea che non esista una "cura" nel senso tradizionale del termine può mettere a dura prova i familiari. È anche possibile che la percezione che i familiari "soffrano di più" sia influenzata da una percezione distorta della situazione. La persona malata può vivere in una sorta di "torpore emotivo" che le rende difficile percepire o esprimere pienamente la propria sofferenza, mentre le emozioni dei familiari sono più aperte e dirette.

È importante considerare tali questioni in un quadro sfumato. I parenti non sono sempre solo vittime delle circostanze; possono anche svolgere un ruolo importante nel sostegno e nel recupero della persona malata. Allo stesso modo, non va dimenticato che la persona malata stessa sperimenta un alto grado di sofferenza e disagio, anche se non sempre immediatamente visibile dall'esterno.

Mancanza di comprensione della malattia mentale

La mancanza di comprensione della malattia mentale nelle persone sane può essere attribuita a vari fattori, culturali, sociali e psicologici.

Le persone che non hanno mai sofferto di una malattia mentale e non si sono confrontate con essa nel loro ambiente immediato spesso hanno difficoltà a comprendere le sfide e le sofferenze che la accompagnano. La malattia mentale è ancora un argomento tabù in molte società e non se ne parla apertamente. La stigmatizzazione può portare le persone a non affrontare sufficientemente il problema o a sviluppare idee errate al riguardo.

A differenza di molte malattie fisiche, i sintomi delle malattie mentali spesso non sono direttamente visibili. Questo può portare a sottovalutare o addirittura a ignorare la loro gravità. In alcune culture, la malattia mentale è vista come una debolezza o una mancanza di carattere. Questo stereotipo non solo ostacola la comprensione, ma può anche indurre chi ne soffre a non cercare aiuto.

Spesso c'è una generale mancanza di conoscenza su cosa sia realmente la malattia mentale, su come venga diagnosticata e trattata. La disinformazione e i miti possono essere molto diffusi. La malattia mentale può essere estremamente complessa, sia in termini di cause che di effetti. Questa complessità può rendere difficile per gli estranei comprendere la malattia o il motivo per cui sono necessari determinati approcci terapeutici.

La malattia mentale coinvolge sentimenti, pensieri e modelli di comportamento per i quali non sempre esistono parole semplici o chiare. Anche all'interno della medicina e della psicologia sono in corso dibattiti su come descrivere e classificare al meglio certe condizioni. Alcune persone trovano il tema della malattia mentale scomodo e si proteggono mantenendo una certa distanza emotiva. La vedono come qualcosa che accade agli "altri", ma non a loro stessi o alle persone che li circondano, e quindi non sentono il bisogno di approfondire la loro comprensione.

Non tutte le persone sono in grado di empatizzare con i sentimenti e i pensieri degli altri. La mancanza di empatia può essere un ostacolo importante alla comprensione della malattia mentale. Aumentare la comprensione della malattia mentale è un compito della società che richiede consapevolezza, educazione e riduzione dello stigma. La medicina, i media, le istituzioni educative e ogni individuo hanno un ruolo da svolgere in questo senso. Ma spesso questa consapevolezza arriva troppo tardi, quando si è colpiti in prima persona.

Cosa sono le malattie mentali?

Le malattie mentali, dette anche disturbi mentali o patologie mentali, sono condizioni di salute caratterizzate da un'alterazione dei pensieri, delle emozioni e/o del comportamento. Possono anche includere una combinazione di questi fattori. A differenza delle malattie fisiche, i sintomi delle malattie mentali spesso non sono immediatamente visibili, il che può rendere la diagnosi e il trattamento più complessi.

Esiste una varietà di malattie mentali che possono essere suddivise in diverse categorie, tra cui:

- Disturbi affettivi: Questo gruppo comprende disturbi come la depressione, il disturbo bipolare e la distimia. Sono caratterizzati principalmente da un'alterazione dell'umore.
- Disturbi d'ansia: Comprendono il disturbo d'ansia generalizzato, il disturbo di panico, la fobia sociale e le fobie specifiche. Le persone affette da disturbi d'ansia provano paura o preoccupazione eccessiva in situazioni che oggettivamente rappresentano un pericolo minimo o nullo.
- Disturbo ossessivo-compulsivo e disturbi correlati: Questi includono il disturbo ossessivo-compulsivo (DOC), il disturbo da dismorfismo corporeo e la tricotillomania (disturbo da strappo dei capelli).
- Disturbi alimentari: Esempi ben noti sono l'anoressia nervosa, la bulimia nervosa e il disturbo da alimentazione incontrollata. Questi disturbi

riguardano il comportamento alimentare e l'immagine di sé.

- Disturbi di personalità: Comprendono il disturbo borderline di personalità, il disturbo schizoide di personalità e il disturbo narcisistico di personalità. Sono caratterizzati da modelli di comportamento rigidi e problematici che hanno un impatto negativo sulle relazioni interpersonali e sulla qualità della vita.

- Disturbi psicotici: Comprendono la schizofrenia. Questi disturbi sono caratterizzati da deliri, allucinazioni e perdita del senso della realtà.

- Disturbi neurocognitivi: Comprendono la demenza, il morbo di Alzheimer e altre condizioni che influenzano la memoria, l'attenzione e altre capacità cognitive.

- Disturbi da trauma e da stress: Questi includono il disturbo post-traumatico da stress (PTSD) e i disturbi dell'adattamento, che di solito sono scatenati da un evento traumatico.

- Disturbi legati alle sostanze e alle dipendenze: Questi includono la dipendenza da alcol, droghe e farmaci, nonché la dipendenza dal gioco d'azzardo.

- Disturbi dello sviluppo: Questa categoria comprende i disturbi dello spettro autistico, il disturbo da deficit di attenzione e iperattività (ADHD) e i disturbi dell'apprendimento.

La diagnosi e il trattamento delle malattie mentali richiedono un approccio individualizzato che può includere sia la terapia farmacologica che gli interventi psicoterapeutici. L'efficacia del trattamento dipende da molti fattori, tra cui il tipo di disturbo, la gravità dei sintomi, le risorse disponibili e la rete di supporto sociale della persona.

Perché la comprensione è importante per i familiari?

I parenti sono spesso i primi a sentire gli effetti di una malattia mentale in famiglia o tra amici. Il loro carico emotivo può essere elevato perché assistono alla sofferenza di una persona cara. Se non viene affrontato, questo carico emotivo può portare a una serie di problemi di salute mentale o fisica.

I parenti spesso svolgono un ruolo fondamentale nell'assistenza e nel sostegno della persona affetta dalla malattia. La loro comprensione della malattia è quindi fondamentale per il successo del trattamento. Più sono informati sulla malattia, meglio possono sostenere la persona colpita.

Una buona conoscenza della malattia mentale può aiutare i familiari a comunicare più efficacemente con medici e terapeuti e a partecipare attivamente alla pianificazione del trattamento. Ciò può migliorare significativamente la qualità delle cure e la prognosi a lungo termine del paziente.

Grazie a una migliore comprensione della malattia mentale, i familiari possono anche contribuire a ridurre lo stigma associato alla malattia nella società. Questo non solo è vantaggioso per la persona affetta da malattia, ma promuove anche una comunità più inclusiva ed empatica. Una migliore comprensione della malattia mentale può anche aiutare i propri cari a riconoscere l'importanza della cura di sé. Questo è fondamentale per evitare il burnout e altri problemi di salute.

La malattia mentale può spesso provocare tensioni all'interno della famiglia o della partnership. Una buona comprensione della malattia può aiutare a evitare incomprensioni e conflitti e a migliorare la qualità delle relazioni. In alcuni casi, i familiari possono essere i primi a riconoscere i segnali di allarme di una malattia mentale in via di sviluppo. La loro comprensione dei sintomi e delle opzioni terapeutiche è fondamentale per un intervento precoce che può potenzialmente attenuare il decorso della malattia.

In definitiva, la comprensione dei propri cari fa parte di una responsabilità sociale e culturale più ampia, che consiste nell'accrescere la consapevolezza della salute mentale e nel fornire risorse per sostenerla.

Perché è importante la comprensione dei parenti?

La comprensione da parte dei parenti delle persone affette da malattia mentale è fondamentale per diversi motivi. In primo luogo, fornisce un sostegno emotivo necessario al malato. La malattia mentale può causare sentimenti di isolamento e la presenza di familiari o amici comprensivi può essere percepita come rassicurante e di supporto. Una rete di sostegno può anche svolgere un ruolo importante nell'individuazione precoce dei sintomi e nella ricerca tempestiva di un aiuto professionale.

Inoltre, la comprensione dei membri della famiglia può influenzare positivamente il processo di cura. Quando la famiglia comprende meglio la malattia e le esigenze ad essa associate, può collaborare più efficacemente con i medici per sviluppare e attuare un piano di trattamento. In alcuni casi, il sostegno dei familiari può persino aiutare a regolare il dosaggio dei farmaci o a ridurre il numero di ricoveri.

Anche la comprensione dei familiari è importante per ridurre lo stigma. La malattia mentale è spesso associata a un alto grado di stigmatizzazione sociale. Un ambiente informato e comprensivo può contribuire a minimizzare questo stigma fornendo prospettive informate ed empatiche, che a loro volta possono influenzare un'opinione pubblica più ampia.

Nelle interazioni quotidiane, la comprensione dei familiari può anche offrire vantaggi concreti e pratici. Ad esempio, possono aiutare a evitare situazioni stressanti o scatenanti che potrebbero peggiorare i sintomi. Possono anche aiutare a gestire i farmaci o a rispettare i piani terapeutici, migliorando così la qualità di vita complessiva della persona affetta dalla malattia.

Infine, ma non meno importante, la comprensione dei familiari ha un impatto positivo sui familiari stessi. La convivenza con una persona affetta da malattia mentale può essere emotivamente e fisicamente estenuante. Una buona comprensione della malattia può aiutare a ridurre al minimo le frustrazioni, le paure e le incomprensioni e può fornire ai familiari gli strumenti per affrontare meglio le sfide che la malattia comporta.

Un caso particolare di psichiatria infantile e adolescenziale

La psichiatria infantile e dell'adolescenza è un settore specializzato che si concentra sulla salute mentale di bambini e adolescenti. A differenza della psichiatria degli adulti, questo campo presta particolare attenzione agli aspetti dello sviluppo e al ruolo della famiglia nella salute mentale. Le procedure diagnostiche sono accuratamente selezionate e adattate per soddisfare le esigenze specifiche di bambini e adolescenti. Per formulare una diagnosi accurata si utilizzano anche questionari standardizzati, interviste e osservazioni, spesso integrate da colloqui con genitori, insegnanti e altri operatori.

I disturbi trattati dalla psichiatria infantile e adolescenziale sono diversi. Comprendono l'ADHD, i disturbi dello spettro autistico, i disturbi d'ansia e depressivi e i disturbi alimentari. Questi problemi di salute mentale richiedono approcci terapeutici speciali che sono adattati individualmente al bambino e alla sua famiglia. I trattamenti vanno dai farmaci a varie forme di psicoterapia, e spesso la combinazione di entrambi risulta più efficace.

Un aspetto fondamentale della psichiatria infantile e adolescenziale è lo stretto coinvolgimento della famiglia nel processo di cura. La famiglia svolge spesso un ruolo cruciale, sia nello sviluppo dei disturbi mentali sia nel sostenere la guarigione. Poiché il trattamento è spesso complesso e coinvolge diverse aree della vita, di solito viene riunita un'équipe multidisciplinare di specialisti come pediatri, neurologi, assistenti sociali ed educatori.

Anche la prevenzione e la diagnosi precoce dei disturbi mentali sono aspetti importanti di questo campo. L'intervento precoce può spesso prevenire gravi conseguenze nel corso della vita. Anche la ricerca è fondamentale, perché aiuta ad approfondire la comprensione delle cause dei disturbi mentali nei bambini e negli adolescenti e a migliorare continuamente i metodi di trattamento.

Nel complesso, la psichiatria infantile e dell'adolescenza è un campo dinamico e in continua evoluzione che svolge un ruolo critico nell'assistenza sanitaria. La diagnosi e il trattamento precoce delle malattie mentali nei bambini e negli adolescenti possono non solo aiutare nel breve termine, ma anche gettare le basi per una migliore salute mentale in età adulta.

La diagnosi è una sfida molto particolare nella psichiatria infantile e adolescenziale. I bambini e gli adolescenti spesso non sono in grado di verbalizzare i loro sintomi con la stessa chiarezza degli adulti e i loro sintomi spesso si manifestano in modo diverso a seconda del loro stadio di sviluppo. Per questo motivo, i professionisti del settore sono addestrati a utilizzare una serie di strumenti e tecniche diagnostiche, dai test standardizzati alle interviste approfondite con i genitori e altre persone importanti nella vita del bambino, per ottenere un quadro completo della salute mentale.

Gli approcci terapeutici sono diversi come i tipi di disturbi diagnosticati. Non è raro che venga utilizzata una combinazione di farmaci e psicoterapia. A questo proposito, i piani di trattamento personalizzati sono fondamentali, poiché ogni bambino e ogni famiglia sono unici. Il ruolo della famiglia è particolarmente importante e va ben oltre quello di semplice "sistema di supporto". I membri della famiglia sono spesso coinvolti attivamente nella terapia, in quanto possono sia contribuire al problema che essere parte integrante della soluzione.

Poiché molti di questi disturbi hanno aspetti non solo psicologici ma anche educativi, sociali e medici, la collaborazione multidisciplinare è spesso essenziale per il successo terapeutico. Questa può includere pediatri, assistenti sociali, insegnanti e persino avvocati, a seconda delle esigenze specifiche del caso.

Anche la diagnosi precoce e la prevenzione sono fondamentali e costituiscono una parte importante del lavoro della psichiatria infantile e adolescenziale. Attraverso i programmi scolastici, l'educazione dei genitori e le campagne di sensibilizzazione dell'opinione pubblica, è possibile individuare precocemente i segni dei disturbi mentali e intervenire in modo adeguato. La ricerca in questo settore mira a comprendere meglio i meccanismi alla base delle malattie mentali e a sviluppare forme di terapia sempre più efficaci.

Nel complesso, la psichiatria infantile e adolescenziale ha il compito unico e critico non solo di promuovere la salute mentale in una fase molto vulnerabile della vita, ma anche di gettare le basi per il futuro benessere mentale degli individui in crescita. Purtroppo, questo non sempre riesce.

Definizione di salute mentale

La definizione di salute mentale varia a seconda della disciplina scientifica, della cultura e della comprensione individuale. In generale, tuttavia, la salute mentale si riferisce a uno stato di benessere emotivo e psicologico in cui un individuo è in grado di utilizzare le proprie capacità cognitive, di far fronte alle normali esigenze della vita quotidiana, di mantenere relazioni produttive e di costruire una sorta di resilienza allo stress e ad altre sfide.

L'Organizzazione Mondiale della Sanità (OMS) definisce la salute mentale come "uno stato di benessere in cui gli individui sono in grado di realizzare le proprie capacità, di affrontare i normali stress della vita, di lavorare in modo produttivo e fruttuoso e di contribuire alla comunità". Questa definizione enfatizza la dimensione positiva della salute mentale, descrivendola non solo come assenza di malattia o disabilità, ma come una risorsa per vivere una vita soddisfacente.

È importante sottolineare che la salute mentale non è semplicemente il contrario della malattia mentale. Una persona può avere problemi di salute mentale diagnosticabili ed essere comunque mentalmente sana in molti ambiti. Allo stesso modo, è possibile non avere una malattia mentale diagnosticabile ma trascurare alcuni aspetti della salute mentale, come la capacità di gestire efficacemente lo stress o di mantenere relazioni significative.

La salute mentale è una condizione dinamica influenzata da una serie di fattori, tra cui la predisposizione genetica, le esperienze di vita personali, l'istruzione, l'ambiente di lavoro e il supporto sociale. Non è statica e può cambiare nel corso della vita e in risposta a diversi eventi e circostanze.

La promozione della salute mentale comprende quindi spesso un'ampia gamma di strategie, dalle misure preventive come la gestione dello stress e l'equilibrio tra lavoro e vita privata agli interventi terapeutici per le malattie mentali esistenti. L'obiettivo è promuovere la resilienza individuale e creare un ambiente sociale di supporto che consenta alle persone di raggiungere la loro piena salute mentale.

Differenza tra salute mentale e malattia mentale

La salute mentale e la malattia mentale sono due concetti che, sebbene correlati, rappresentano aspetti diversi dell'esperienza umana.

La salute mentale è spesso definita come uno stato positivo di benessere emotivo e psicologico. Comprende la capacità di far fronte allo stress, di mantenere le relazioni e di partecipare alla vita sociale e professionale. La malattia mentale, invece, è uno stato negativo caratterizzato da sintomi quali ansia, depressione, disturbo ossessivo-compulsivo o altri disturbi emotivi e cognitivi.

La salute mentale è un continuum piuttosto che uno stato fisso. Una persona può essere mentalmente sana in alcune aree e avere problemi in altre. La malattia mentale è spesso considerata un disturbo specifico con criteri diagnostici, sebbene esista uno spettro di gravità. La salute mentale viene promossa attraverso una serie di misure preventive come un'alimentazione sana, l'attività fisica, il sostegno sociale e la gestione dello stress.

Le malattie mentali, invece, richiedono spesso un trattamento medico e/o terapeutico specifico a seconda della diagnosi e della gravità della malattia.

La salute mentale è spesso vista come una condizione influenzata dal senso di benessere dell'individuo e da fattori sociali e culturali. Sebbene la malattia mentale possa essere influenzata anche da fattori sociali e culturali, spesso è il risultato di una complessa interazione di fattori genetici, neurochimici e ambientali.

La malattia mentale spesso porta con sé uno stigma sociale che non si applica allo stesso modo al concetto più ampio di salute mentale. Questo stigma può influenzare la disponibilità a cercare un trattamento o a rivelare la malattia.

Le malattie mentali hanno di solito chiari criteri diagnostici e sono spesso identificate attraverso la valutazione clinica ed eventualmente i test. La salute mentale è un concetto più soggettivo per il quale non esistono strumenti di misurazione standardizzati, sebbene esistano diverse scale e questionari per valutare il benessere emotivo e psicologico.

Mentre la salute mentale ha un ampio impatto sulla qualità della vita, influenzando tutti gli aspetti del funzionamento quotidiano, la malattia mentale può essere fortemente limitante in alcune aree della vita, a seconda della natura e della gravità della condizione. La salute mentale è una condizione dinamica che può cambiare nel tempo, mentre le malattie mentali sono spesso condizioni croniche che richiedono un trattamento a lungo termine, sebbene esistano anche malattie mentali acute.

Frequenza e distribuzione

La diffusione e la prevalenza delle malattie mentali sono influenzate da molti fattori, tra cui la posizione geografica, le caratteristiche demografiche della popolazione, l'accesso ai servizi sanitari e le norme culturali.

Secondo l'Organizzazione Mondiale della Sanità (OMS), la malattia mentale è una delle principali cause di malattia e disabilità a livello mondiale. Si stima che circa 450 milioni di persone nel mondo siano affette da una qualche forma di malattia mentale.

La depressione e i disturbi d'ansia sono tra le malattie mentali più comunemente diagnosticate. L'OMS stima che più di 260 milioni di persone nel mondo soffrano di un disturbo d'ansia e circa 264 milioni di depressione. La schizofrenia, il disturbo bipolare, i disturbi di personalità, il disturbo ossessivo-compulsivo e il disturbo da stress post-traumatico sono altri esempi di malattie mentali che, sebbene meno comuni della depressione e dell'ansia, possono avere un impatto significativo sulle persone colpite e su chi le circonda.

Sebbene la malattia mentale possa manifestarsi in qualsiasi fascia d'età, ci sono alcune fasi della vita in cui la vulnerabilità è maggiore, come l'adolescenza e la vecchiaia. Diagnosi come l'ADHD e i disturbi dello spettro autistico sono sempre più comuni negli adolescenti.

Le donne hanno maggiori probabilità di essere colpite da alcune condizioni di salute mentale come la depressione e i disturbi d'ansia, mentre gli uomini hanno una maggiore prevalenza di abuso di sostanze e comportamenti antisociali.

I tassi di prevalenza delle malattie mentali possono variare a seconda della cultura e della regione. Ad esempio, i tassi di depressione sono più alti in alcuni Paesi occidentali che in altre parti del mondo, ma ciò può essere dovuto anche a criteri diagnostici e atteggiamenti sociali diversi.

Eventi come la pandemia COVID-19 hanno causato un aumento significativo di malattie mentali come ansia e depressione. Queste crisi globali possono esacerbare le malattie esistenti e creare nuovi casi.

Nonostante gli alti tassi di prevalenza, la salute mentale rimane spesso un'area trascurata all'interno del sistema sanitario. Molte persone non ricevono una diagnosi o un trattamento per la loro condizione, il che aggrava il problema. La stigmatizzazione della malattia mentale ha un effetto a catena. Anche le priorità dell'assistenza sanitaria sono spesso orientate in una direzione diversa. In molti Paesi, i finanziamenti per la salute mentale sono inadeguati rispetto alla medicina somatica. Ciò può manifestarsi in un numero inferiore di professionisti, in una disponibilità limitata di opzioni terapeutiche e in tempi di attesa più lunghi per i pazienti. A causa di questi fattori, le malattie mentali sono spesso non diagnosticate o trattate in modo inadeguato, con conseguenti costi individuali e sociali nel lungo periodo.

L'alta prevalenza di malattie mentali ha anche conseguenze economiche significative, tra cui la perdita di produttività, l'aumento dei costi sanitari e la pressione sui sistemi sociali.

Modello biopsicosociale

Il modello biopsicosociale è un approccio integrativo allo studio della salute e della malattia che considera i fattori biologici, psicologici e sociali come elementi interagenti nello sviluppo e nel mantenimento della malattia. Questo modello è stato introdotto per la prima volta dallo psichiatra George Engel nel 1977 ed è un'estensione del modello biomedico tradizionale, che si concentra principalmente sulle cause biologiche delle malattie.

I fattori biologici si riferiscono agli aspetti fisici di un individuo che ne influenzano la salute e il benessere. Si tratta di predisposizioni genetiche, processi neurochimici nel cervello, livelli ormonali e altri meccanismi fisiologici. In relazione alle malattie mentali, ad esempio, i fattori biologici possono giocare un ruolo nello sviluppo della depressione attraverso squilibri neurochimici o nello sviluppo della schizofrenia attraverso la predisposizione genetica.

I fattori psicologici comprendono pensieri, sentimenti, atteggiamenti e comportamenti che possono influenzare la salute. Si tratta, ad esempio, della gestione dello stress, dell'immagine di sé, della regolazione emotiva e delle distorsioni cognitive. In termini di malattie mentali, ad esempio, un'immagine negativa di sé può contribuire allo sviluppo o al peggioramento della depressione, mentre i disturbi d'ansia sono spesso associati a determinati modelli comportamentali e associazioni di pensiero.

I fattori sociali si riferiscono alle circostanze e alle relazioni esterne che influenzano il benessere di un individuo. Essi comprendono lo status socioeconomico, l'istruzione, la cultura, la struttura familiare e il sostegno sociale. Questi fattori possono avere effetti sia protettivi che dannosi. Ad esempio, una rete sociale forte può essere protettiva nei confronti della malattia mentale, mentre l'isolamento sociale o la discriminazione possono aumentare la probabilità di sviluppare la malattia.

Il modello biopsicosociale sottolinea che questi tre livelli interagiscono in modo complesso e dinamico. Ad esempio, uno squilibrio genetico dei neurotrasmettitori (fattore biologico) può aumentare la probabilità di sviluppare un disturbo d'ansia innescato da eventi di vita stressanti (fattore sociale) e rafforzato da modelli di pensiero negativi (fattore psicologico).

Questo approccio integrativo ha implicazioni significative per la diagnosi, il trattamento e la prevenzione delle malattie, comprese quelle mentali. Promuove un approccio olistico che non si concentra solo sul trattamento dei sintomi, ma prende in considerazione anche i vari fattori di influenza che contribuiscono allo sviluppo e al mantenimento delle malattie. In questo modo, il modello biopsicosociale consente un'assistenza sanitaria più completa e personalizzata.

Stigmatizzazione e conseguenze

La stigmatizzazione della malattia mentale è un fenomeno sociale profondamente radicato che può avere gravi conseguenze sia per le persone colpite che per la società nel suo complesso. Si verifica quando le persone affette da malattia mentale vengono discriminate o stigmatizzate a causa della loro diagnosi. Gli effetti della stigmatizzazione possono essere molteplici e riguardano diverse aree della vita:

Lo stigma può portare a una bassa autostima e a una percezione negativa di sé. Alcune persone colpite interiorizzano lo stigma sociale, che viene chiamato "auto-stigma" e può portarle a vedersi come meno valide o meno capaci.

Per paura della discriminazione o del rifiuto, molte persone affette da malattie mentali si ritirano dai contatti sociali. Questo spesso esacerba i sintomi e può portare a un ulteriore isolamento e solitudine.

Lo stigma può manifestarsi in diverse forme di discriminazione, sia nella ricerca di un lavoro, sia sul posto di lavoro, sia nell'accesso a servizi e strutture. Lo stigma può portare le persone con malattia mentale a non avere un accesso adeguato alle cure mediche e alla terapia. Alcuni sono riluttanti a cercare aiuto professionale o si scontrano con l'incomprensione e i pregiudizi dei medici.

Lo stress dello stigma può peggiorare i sintomi della malattia mentale e rendere il processo di recupero molto più difficile. A causa dello stigma, molti malati rinunciano a una diagnosi e a un trattamento appropriati, il che può portare a un deterioramento della loro salute e a un aumento dei costi per il sistema sanitario.

La salute mentale è spesso trascurata nell'agenda politica, il che a sua volta porta a investimenti insufficienti nella ricerca e nell'assistenza. La mancanza di cure e la riduzione del potenziale occupazionale delle persone affette da malattie mentali possono causare perdite economiche significative, sia in termini di costi medici diretti che di perdita di produttività.

L'educazione e la sensibilizzazione sono essenziali per combattere gli effetti negativi della stigmatizzazione. Inoltre, per migliorare le condizioni delle persone affette da malattie mentali sono necessarie politiche, tra cui leggi antidiscriminatorie e migliori programmi di formazione per gli operatori sanitari.

Cause e fattori di rischio

Le malattie mentali hanno di solito un'eziologia complessa, composta da una serie di fattori.

Alcune malattie mentali, come la schizofrenia o il disturbo bipolare, hanno una forte componente genetica. Studi familiari hanno dimostrato che il rischio di alcuni disturbi aumenta se anche i parenti stretti ne sono affetti. Le alterazioni neurochimiche, ad esempio nell'equilibrio della serotonina o della dopamina, possono portare a malattie mentali come la depressione o i disturbi d'ansia. Anche le anomalie strutturali del cervello possono avere un ruolo. Le fluttuazioni ormonali, ad esempio durante la pubertà, la gravidanza o la menopausa, possono scatenare o intensificare i sintomi psicologici.

Abusi, esperienze di violenza o altri eventi traumatici, soprattutto nell'infanzia, possono aumentare il rischio di malattie mentali. Lo stress cronico e le strategie di coping inefficaci possono portare a un peggioramento della salute mentale. I modelli di pensiero negativi e le distorsioni cognitive possono contribuire a una serie di malattie mentali, in particolare ai disturbi d'ansia e alla depressione.

La povertà e il basso status socio-economico sono ugualmente associati a un aumento del rischio di alcune malattie mentali. La mancanza di sostegno sociale può aumentare il rischio di malattie mentali, mentre una rete sociale forte può agire da cuscinetto contro i problemi di salute mentale.

Anche lo stigma culturale e le aspettative sociali associate possono causare stress e aumentare il rischio di malattie mentali.

È importante sottolineare che questi fattori spesso interagiscono in modo complesso e interattivo. Per esempio, una predisposizione genetica a un disturbo d'ansia può essere innescata da un evento di vita stressante e ulteriormente rafforzata da strategie di coping negative.

Poiché le cause sono così diverse e interdipendenti, la diagnosi e il trattamento della malattia mentale richiedono solitamente un approccio multidisciplinare che può includere una combinazione di terapia farmacologica, psicoterapia e supporto sociale.

Fattori genetici

I fattori genetici svolgono un ruolo importante in diverse malattie mentali. Tuttavia, raramente un singolo gene è responsabile dello sviluppo di una malattia mentale. Piuttosto, spesso diversi geni interagiscono tra loro e con i fattori ambientali.

La maggior parte delle malattie mentali è influenzata da più geni, ognuno dei quali ha solo un piccolo effetto sul rischio complessivo del disturbo. Questo concetto di eredità poligenica implica che numerose variazioni genetiche possono agire insieme per aumentare la suscettibilità a un particolare disturbo.

I fattori genetici possono modulare la sensibilità ai fattori ambientali. Pertanto, gli individui con una predisposizione genetica alla depressione possono essere più suscettibili agli effetti negativi dello stress o delle esperienze traumatiche.

L'epigenetica si occupa dei cambiamenti nell'espressione genica causati da influenze ambientali e non da cambiamenti nella sequenza del DNA stesso. Lo stress, l'alimentazione e altri fattori possono lasciare segni epigenetici che influenzano l'attività di alcuni geni, contribuendo così allo sviluppo della malattia mentale.

Gli studi condotti sulle famiglie e in particolare sui gemelli identici offrono importanti indicazioni sul background genetico delle malattie mentali. Quando i gemelli identici hanno un tasso di concordanza più alto per un particolare disturbo rispetto ai gemelli fraterni, questo viene spesso interpretato come un'indicazione di una forte componente genetica.

Gli studi di associazione genomica (GWAS) confrontano i genomi di molte persone per identificare le variazioni genetiche associate a una particolare malattia. Sebbene questi studi possano identificare importanti marcatori genetici, spesso spiegano solo una piccola parte della suscettibilità genetica a una malattia.

La comprensione delle basi genetiche della malattia mentale può aiutare a sviluppare strategie di trattamento personalizzate. Ad esempio, i farmaci potrebbero essere adattati specificamente al patrimonio genetico di un individuo per aumentare l'efficacia del trattamento e ridurre al minimo gli effetti collaterali.

Nel complesso, il ruolo dei fattori genetici nella malattia mentale è complesso e modulato da una serie di altri fattori, tra cui l'ambiente, l'esperienza di vita e la resilienza individuale. L'interazione di questi diversi elementi rende lo studio e il trattamento della malattia mentale un compito particolarmente complesso.

Fattori ambientali

I fattori ambientali hanno un'influenza significativa sullo sviluppo e sul decorso della malattia mentale. Spesso interagiscono con fattori genetici e psicologici, il che aumenta la complessità delle cause della malattia mentale.

Esperienze infantili traumatiche come l'abuso fisico, emotivo o sessuale possono avere effetti psicologici a lungo termine, tra cui un aumento del rischio di depressione, disturbi d'ansia e disturbo post-traumatico da stress. Lo stile genitoriale dei genitori, compreso il sostegno emotivo e la struttura che forniscono, può avere un impatto significativo sulla salute mentale del bambino.

Il basso status socio-economico e la mancanza di accesso a un'istruzione di qualità possono causare stress e aumentare il rischio di varie malattie mentali. Anche l'insicurezza e lo stress associati alla disoccupazione o a un ambiente di lavoro tossico possono scatenare o esacerbare la malattia mentale.

La mancanza di sostegno sociale può portare a sentimenti di solitudine e alla vulnerabilità a malattie mentali come la depressione e i disturbi d'ansia. I problemi nelle relazioni, sia con la famiglia che con gli amici o il partner, possono causare stress e scatenare o esacerbare i sintomi della salute mentale.

Incidenti, disastri naturali o perdite personali possono scatenare reazioni acute di stress e problemi di salute mentale a lungo termine, come il disturbo post-traumatico da stress. Anche fattori di stress apparentemente minori, come lo stress da esame, il trasloco o le sfide professionali, possono accumularsi e avere un impatto negativo sulla salute mentale.

La stigmatizzazione della malattia mentale può indurre le persone a non cercare aiuto e quindi a rimanere in uno stato che esacerba i loro sintomi. Le aspettative e le norme culturali possono esercitare una pressione e quindi contribuire allo sviluppo di malattie mentali come i disturbi alimentari o i disturbi d'ansia.

L'uso di sostanze psicoattive può aumentare il rischio di sviluppare una malattia mentale e di esacerbare i sintomi esistenti. È dimostrato che l'esposizione a certe tossine, come i metalli pesanti, durante l'infanzia può aumentare il rischio di sviluppare malattie mentali.

Poiché i fattori ambientali sono sfaccettati e intrecciati, è fondamentale adottare un approccio globale alla diagnosi e al trattamento della malattia mentale. Questo dovrebbe includere una combinazione di terapia farmacologica, psicoterapia e interventi ambientali per soddisfare le esigenze individuali delle persone colpite.

Eventi traumatici

Gli eventi traumatici sono particolari tipi di fattori ambientali che possono avere un profondo impatto sulla salute mentale. Comprendono eventi acuti e improvvisi come disastri naturali, atti di violenza o incidenti gravi, ma anche esperienze durature o ricorrenti come abusi o esperienze di guerra. Le conseguenze psicologiche possono essere molteplici e vanno dalle reazioni acute allo stress a condizioni croniche come il disturbo post-traumatico da stress (PTSD).

Subito dopo un evento traumatico, le persone possono sperimentare una reazione acuta allo stress che può variare da sintomi fisici come tremori o battito cardiaco accelerato a sintomi psicologici come disorientamento o intorpidimento emotivo. Se questa reazione non si placa o peggiora, può trasformarsi in una malattia mentale più grave come il DPTS.

Il disturbo post-traumatico da stress (PTSD) è una malattia mentale che può insorgere dopo aver vissuto o assistito a un evento traumatico. I sintomi includono flashback, incubi, eccessiva angoscia per i ricordi del trauma e comportamenti di evitamento.

La forma di PTSD complesso si sviluppa spesso dopo un'esposizione prolungata o ripetuta a eventi traumatici, come nel caso di abusi o torture di lunga durata. È caratterizzata da sintomi aggiuntivi come intorpidimento emotivo, alienazione e difficoltà di regolazione degli affetti.

Gli eventi traumatici possono anche favorire lo sviluppo o l'esacerbazione di altre malattie mentali come la depressione, i disturbi d'ansia o le dipendenze. Non tutti coloro che subiscono un evento traumatico sviluppano un disturbo mentale. Fattori come il supporto sociale, le esperienze di vita passate e le strategie di coping individuali possono aumentare la resilienza agli effetti psicologici del trauma.

La percezione sociale del trauma e lo stigma che ne deriva possono influenzare la volontà di cercare aiuto e il processo di guarigione stesso. Anche le norme culturali possono influenzare il modo in cui gli individui vivono ed elaborano gli eventi traumatici.

Fattori biologici come squilibri chimici nel cervello

I fattori biologici, in particolare gli squilibri chimici nel cervello, svolgono un ruolo centrale nello sviluppo e nel mantenimento di alcune malattie mentali. I neurotrasmettitori, i messaggeri chimici del sistema nervoso, sono spesso direttamente coinvolti nella sintomatologia dei disturbi mentali. Ecco alcuni degli aspetti più importanti da considerare in relazione ai fattori biologici e alle malattie mentali:

Neurotrasmettitori e ormoni

- Serotonina: una carenza o uno squilibrio di questo neurotrasmettitore è spesso associata a depressione, ansia e disturbi del sonno. Molti antidepressivi agiscono inibendo la ricaptazione della serotonina nelle cellule nervose, aumentandone la disponibilità nella fessura sinaptica.
- Dopamina: questo neurotrasmettitore è fondamentale per le sensazioni di ricompensa e piacere e svolge un ruolo in disturbi come la schizofrenia e alcune dipendenze.
- Norepinefrina: coinvolta nella regolazione delle risposte allo stress e dell'umore, uno squilibrio può portare a disturbi d'ansia e depressione.
- Cortisolo: l'"ormone dello stress" è spesso elevato negli stati cronici di stress e nelle conseguenti malattie mentali come il burnout o i disturbi d'ansia.

Struttura e funzione del cervello

- Corteccia prefrontale: responsabile delle funzioni esecutive, come il processo decisionale e il controllo degli impulsi. Le disfunzioni in quest'area sono spesso associate alla sindrome da deficit di attenzione e iperattività (ADHD) e ad alcuni disturbi della personalità.

- Amigdala: questa regione cerebrale è centrale nell'elaborazione delle emozioni ed è spesso associata ai disturbi d'ansia e al disturbo da stress post-traumatico.
- Ippocampo: ha un ruolo nell'immagazzinamento dei ricordi e nella regolazione delle risposte allo stress. Le alterazioni di questa regione si riscontrano spesso nella depressione e nel PTSD.

Fattori genetici

Anche se non esistono "geni della malattia mentale", i fattori genetici possono aumentare il rischio. Spesso si tratta di disturbi poligenici, in cui diversi geni in combinazione con fattori ambientali aumentano il rischio.

La conoscenza dei fattori biologici consente di sviluppare farmaci che intervengono in modo specifico nei processi neurochimici. Gli antidepressivi, gli antipsicotici e altri farmaci possono fornire un sollievo sintomatico, ma spesso con il rischio di effetti collaterali.

I fattori biologici raramente agiscono in modo isolato, ma interagiscono con fattori psicologici, sociali e ambientali. Il cosiddetto modello biopsicosociale cerca di cogliere queste complesse interazioni e funge da base per un approccio olistico alla terapia.

La comprensione dei fattori biologici e del loro ruolo nella malattia mentale è un campo di ricerca dinamico che genera costantemente nuove conoscenze. Queste scoperte sono essenziali per lo sviluppo di strategie di trattamento più efficaci e mirate.

Interazioni tra fattori di rischio

Lo sviluppo e il mantenimento della malattia mentale è un processo influenzato da una serie di fattori. Spesso non sono fattori di rischio isolati a scatenare o esacerbare una malattia, ma l'interazione di vari elementi provenienti dalla sfera biologica, psicologica e sociale.

Il rischio di molte malattie mentali è determinato da una combinazione di fattori genetici e ambientali. Ad esempio, le persone con una predisposizione genetica alla depressione possono sviluppare questa malattia se sono esposte a determinati eventi di vita stressanti. In questi casi, i fattori genetici e ambientali si rafforzano a vicenda.

Lo stress cronico può avere effetti significativi sulla salute fisica, compresi cambiamenti nei livelli ormonali e nell'attività dei neurotrasmettitori nel cervello. Questi cambiamenti biologici possono a loro volta aumentare il rischio di sviluppare o peggiorare malattie mentali, dai disturbi d'ansia alla depressione.

L'ambiente sociale può sia esacerbare che alleviare i sintomi della malattia mentale. Il ritiro sociale, spesso conseguenza della stigmatizzazione della malattia mentale, può aumentare il senso di isolamento e portare a un peggioramento dei sintomi. D'altra parte, una comunità di supporto può servire da cuscinetto contro gli effetti negativi della malattia.

La capacità di far fronte a eventi stressanti o traumatici (resilienza) è influenzata da una combinazione di fattori personali, sociali e biologici. Una mancanza di resilienza può esacerbare gli effetti del trauma e aumentare il rischio di sviluppare un disturbo da stress post-traumatico o altre malattie mentali.

Fattori cognitivi come le credenze, l'autopercezione e i modelli di pensiero interagiscono fortemente con altri fattori di rischio. Per esempio, le convinzioni negative possono aumentare il senso di impotenza durante gli eventi stressanti, che a sua volta può aumentare il rischio di sviluppare la depressione.

La malattia mentale è di solito il risultato di una serie di fattori che interagiscono tra loro. Anche nei casi in cui esiste una chiara base biologica, come in alcune forme di schizofrenia, spesso anche i fattori psicosociali svolgono un ruolo decisivo.

A causa delle complesse interazioni tra i vari fattori di rischio, un approccio multidisciplinare e olistico alla diagnosi e al trattamento della malattia mentale è spesso il più efficace. Solo comprendendo queste complesse interazioni i terapeuti e i medici possono sviluppare piani di trattamento mirati e completi.

Aspetti sociali e culturali

Gli aspetti sociali e culturali svolgono un ruolo importante nello sviluppo, nella manifestazione e nel trattamento della malattia mentale. Questi aspetti sono profondamente radicati nelle norme, nei valori e nelle aspettative di una società e possono essere fattori protettivi e di rischio per la salute mentale.

In molte culture, la malattia mentale è stigmatizzata o tabuizzata, il che porta le persone che ne soffrono a non cercare aiuto professionale o a tacere i propri sintomi. La malattia è vista come debolezza e fallimento. La paura dell'esclusione sociale può costituire un ostacolo significativo all'accesso alle cure e può aggravare il decorso della malattia.

Anche i ruoli e le aspettative che la società attribuisce al genere possono avere un impatto sulla salute mentale. Per esempio, la pressione della società a conformarsi a certi ideali di mascolinità o femminilità può creare stress e ansia, che possono avere un impatto negativo sulla salute mentale.

La povertà e il basso status socioeconomico sono fattori di rischio significativi per molti tipi di malattie mentali. Lo stress causato dall'insicurezza finanziaria e dall'accesso limitato a un'assistenza sanitaria di qualità può aumentare la probabilità di sviluppare una malattia mentale o esacerbare i sintomi esistenti.

In alcune culture, la malattia mentale è vista come il risultato di mancanze spirituali o morali, il che può

41

rendere difficile l'accesso a trattamenti basati sulla scienza. In altre culture si privilegiano metodi di cura alternativi, che non sempre sono coerenti con gli approcci medici basati sull'evidenza.

L'orientamento di una cultura verso valori collettivi o individuali può influenzare il modo in cui la malattia mentale viene percepita e trattata. Nelle culture collettiviste, la famiglia può svolgere un ruolo centrale nell'affrontare la malattia, mentre nelle culture individualiste l'attenzione è rivolta maggiormente all'autonomia individuale e all'autorealizzazione.

Il modo in cui è strutturato un sistema sanitario, compresi il finanziamento e l'accessibilità dei servizi di salute mentale, è un altro aspetto sociale che può influenzare il trattamento della malattia mentale. Un sistema ben finanziato e accessibile può fornire un trattamento precoce ed efficace alle persone colpite, mentre un sistema sottofinanziato può avere l'effetto opposto.

La considerazione degli aspetti sociali e culturali è essenziale per una comprensione olistica della malattia mentale. Questi fattori possono influenzare sia la prevenzione che il trattamento e dovrebbero essere considerati negli approcci terapeutici globali.

Tipi comuni di malattia mentale

Disturbi depressivi

I disturbi depressivi sono un gruppo di malattie mentali caratterizzate da sentimenti persistenti di tristezza, disperazione e diminuzione dell'interesse o del piacere per attività normalmente considerate piacevoli. Questi sentimenti vanno oltre le normali fluttuazioni dell'umore o le reazioni temporanee agli eventi della vita e compromettono in modo significativo la capacità della persona di funzionare quotidianamente. I disturbi depressivi possono variare di gravità e spesso hanno un andamento cronico o ricorrente.

Principali tipi di disturbi depressivi

- Depressione maggiore (nota anche come depressione unipolare): È la forma più conosciuta di disturbo depressivo. È caratterizzata da profonda tristezza, mancanza di energia e di interesse, problemi di sonno e di appetito.
- Distimia (nota anche come disturbo depressivo persistente): Questa forma è meno grave della depressione maggiore ma dura più a lungo, spesso per anni. I sintomi sono simili, ma di solito meno intensi.
- Disturbo bipolare: sebbene non sia classificato esclusivamente come disturbo depressivo, il disturbo bipolare contiene episodi depressivi

come uno dei suoi poli. L'altro polo è caratterizzato da episodi maniacali o ipomaniacali.

- Disturbo affettivo stagionale (SAD): si manifesta di solito nei mesi più bui e scompare in primavera e in estate. È associato alla mancanza di luce solare.
- Depressione post-partum: questa forma di depressione può manifestarsi dopo la nascita di un bambino ed è più intensa e duratura del "baby blues" che molte donne sperimentano poco dopo il parto.

Cause e fattori di rischio

Le cause dei disturbi depressivi sono complesse e non possono essere ridotte a un unico fattore. Sono il risultato di un'interazione di fattori biologici, psicologici e sociali che possono avere effetti diversi sugli individui.

I fattori biologici sono uno degli aspetti chiave che possono giocare un ruolo nello sviluppo della depressione. Si fa spesso riferimento a neurotrasmettitori come la serotonina, la dopamina e la noradrenalina, il cui squilibrio nel cervello può influire sull'umore e sul benessere. Anche i cambiamenti ormonali, ad esempio durante la gravidanza, la menopausa o in seguito a malattie, possono favorire la depressione.

La predisposizione genetica è un altro importante fattore biologico. Gli individui che hanno una storia familiare di disturbi depressivi hanno un rischio maggiore di sviluppare essi stessi la depressione. Ciò indica una possibile predisposizione genetica, anche se i geni specifici responsabili dello sviluppo della depressione non sono ancora stati chiaramente identificati.

A livello psicologico, i traumi, lo stress cronico e altri eventi di vita stressanti come la perdita di un parente, il divorzio o la disoccupazione possono portare a sintomi depressivi. La resilienza individuale, cioè la capacità di far fronte allo stress psicologico, gioca un ruolo decisivo in questo caso. Anche i fattori cognitivi, tra cui i modelli di pensiero negativi e la bassa autostima, possono contribuire allo sviluppo e al mantenimento della depressione.

Anche la dimensione sociale non deve essere trascurata. L'isolamento sociale e la mancanza di una rete sociale di supporto possono esacerbare o scatenare i sintomi depressivi. Anche le norme culturali e sociali che, ad esempio, regolano l'espressione delle emozioni o stabiliscono determinate aspettative di ruolo, possono influenzare l'esperienza e l'espressione dei sintomi depressivi.

Alcuni studi evidenziano anche il possibile ruolo di fattori legati allo stile di vita, come la dieta, l'esercizio fisico e i modelli di sonno. Ad esempio, la mancanza di attività fisica è spesso associata a un aumento del rischio di depressione, mentre una dieta equilibrata e un sonno sufficiente sono considerati fattori preventivi.

Nel complesso, il quadro delle cause dei disturbi depressivi è quindi estremamente complesso. Diversi fattori possono essere presenti contemporaneamente e interagire tra loro, e la loro importanza può variare da persona a persona. Questa complessità rende difficile sviluppare una teoria universalmente valida delle cause dei disturbi depressivi, ma chiarisce anche perché gli approcci terapeutici individualizzati sono spesso i più efficaci.

Diagnosi e trattamento

La diagnosi di un disturbo depressivo viene solitamente effettuata attraverso un colloquio clinico e questionari standardizzati. Le opzioni di trattamento comprendono la psicoterapia (per esempio, la terapia cognitivo-comportamentale), i farmaci (come gli antidepressivi) e, nei casi più gravi, la terapia elettroconvulsivante (ECT). La scelta del trattamento dipende dal tipo e dalla gravità della depressione e dalle caratteristiche individuali del paziente.

Se non trattati, i disturbi depressivi possono avere un grave impatto su tutti gli ambiti della vita, dal rendimento lavorativo alle relazioni e alla salute fisica. Sono inoltre associati a un maggior rischio di suicidio e di autolesionismo.

A causa della complessità della malattia e della molteplicità delle aree della vita interessate, un approccio terapeutico integrato che tenga conto sia degli aspetti medici che di quelli psicosociali è di solito il più efficace.

Disturbi d'ansia

I disturbi d'ansia sono una categoria di malattie mentali caratterizzate da ansia, preoccupazione o paura eccessive e persistenti. Queste emozioni sono così intense da interferire con il funzionamento quotidiano e la qualità della vita di chi ne è affetto. Mentre l'ansia è un'emozione umana normale e può persino essere benefica in certe situazioni, nei disturbi d'ansia è percepita come sproporzionata e difficile da controllare.

Principali tipi di disturbi d'ansia

- Disturbo d'ansia generalizzato (GAS): le persone con GAS sperimentano ansia o preoccupazione persistente ed eccessiva per vari aspetti della vita, come il lavoro, la salute o le relazioni, spesso senza una causa scatenante specifica.
- Disturbo di panico: caratterizzato da attacchi di panico ricorrenti e inaspettati, intensi e spesso senza una chiara causa scatenante. La paura di ulteriori attacchi può indurre il soggetto ad evitare determinati luoghi o situazioni.
- Disturbo d'ansia sociale (fobia sociale): Comporta un'intensa paura o ansia in situazioni sociali o di prestazione, spesso per paura di essere valutati o giudicati negativamente.
- Fobie specifiche: paura eccessiva e irrazionale di oggetti o situazioni specifiche, come l'altezza, i ragni o il volo.

- Disturbo Ossessivo-Compulsivo (DOC) e Disturbo Post-Traumatico da Stress (PTSD): Sebbene siano spesso classificati separatamente, questi disturbi hanno l'ansia come sintomo principale e sono talvolta discussi sotto l'ombrello dei disturbi d'ansia.

Cause e fattori di rischio

Le cause dei disturbi d'ansia sono complesse e possono includere una combinazione di fattori genetici, biologici, ambientali e psicologici. Esperienze traumatiche, stress, storia familiare e persino alcune condizioni mediche possono contribuire allo sviluppo o all'esacerbazione di un disturbo d'ansia.

Diagnosi e trattamento

La diagnosi si basa solitamente sulla valutazione clinica di un medico o di uno psicologo specializzato e può essere supportata da questionari standardizzati. Le strategie di trattamento variano a seconda del tipo di disturbo d'ansia e della sua gravità, ma possono includere la terapia cognitivo-comportamentale, i farmaci (come gli antidepressivi o gli ansiolitici) e, in alcuni casi, forme di terapia specializzate come la terapia di esposizione.

Senza un trattamento adeguato, i disturbi d'ansia possono influire in modo significativo sulla vita personale e professionale. Possono portare all'isolamento sociale, a problemi sul posto di lavoro, a difficoltà accademiche e persino a problemi di salute fisica, poiché lo stress cronico e l'ansia possono compromettere il sistema immunitario.

È importante trattare i disturbi d'ansia come condizioni mediche serie che richiedono una valutazione e un trattamento professionale. Con il giusto trattamento, la maggior parte delle persone affette da disturbi d'ansia può condurre una vita piena e produttiva.

Disturbi della personalità

I disturbi di personalità sono una classe di malattie mentali caratterizzate da schemi persistenti di comportamento, cognizioni ed esperienze interne che si discostano nettamente dalle aspettative della società. Questi schemi sono fissi ed estesi e, in molti casi, portano a compromissioni del funzionamento sociale, lavorativo o di altre aree importanti. A differenza di molti altri disturbi mentali, che possono essere episodici, i disturbi di personalità sono spesso condizioni durature che si manifestano solitamente nella tarda adolescenza o nella prima età adulta.

Principali tipi di disturbi di personalità

- Cluster A (eccentrico o peculiare): Comprende il disturbo di personalità paranoide, schizoide e schizotipico. Gli individui affetti da questi disturbi mostrano spesso comportamenti considerati strani o eccentrici.

- Cluster B (drammatico, emotivo o imprevedibile): Comprende il disturbo di personalità borderline, narcisistico, istrionico e antisociale. Questi disturbi sono spesso associati a esperienze emotive intense e a comportamenti impulsivi.

- Cluster C (ansioso o pauroso): Comprende il disturbo di personalità evitante, dipendente e ossessivo-compulsivo. Le persone con questi disturbi tendono ad essere ansiose o timorose nelle loro interazioni con gli altri.

Cause e fattori di rischio

Le cause esatte dei disturbi di personalità non sono del tutto note, ma probabilmente sono il risultato di una combinazione di fattori genetici, biologici e ambientali. I traumi infantili, le relazioni familiari, l'ambiente sociale e persino la struttura cerebrale possono avere un ruolo.

Alcune ricerche suggeriscono che una predisposizione genetica possa svolgere un ruolo nello sviluppo dei disturbi di personalità. Questa predisposizione genetica potrebbe essere mediata da una serie di meccanismi, come la regolazione dei neurotrasmettitori che influenzano il comportamento e le emozioni. Ma anche lo sviluppo cerebrale nella prima infanzia, le influenze ormonali e altri aspetti fisiologici possono svolgere un ruolo.

A livello psicologico, esistono diverse teorie che cercano di spiegare lo sviluppo dei disturbi di personalità. Un approccio è la teoria dell'attaccamento, che parte dal presupposto che la qualità delle prime relazioni con i genitori o altre figure di riferimento abbia un'influenza a lungo termine sul comportamento e sulle emozioni. Modelli di attaccamento problematici nell'infanzia possono portare a uno sviluppo emotivo disturbato e quindi a disturbi di personalità. Anche le esperienze traumatiche, gli abusi o l'abbandono nell'infanzia sono spesso associati allo sviluppo di disturbi di personalità.

Anche i fattori sociali possono svolgere un ruolo importante. Questi includono, ad esempio, lo status socio-economico, l'accesso all'istruzione e all'assistenza sanitaria, le norme e i valori culturali. In alcune culture o gruppi sociali vengono incoraggiati o tollerati alcuni comportamenti e atteggiamenti che in altri sarebbero considerati patologici. L'ambiente sociale può anche influenzare la percezione e la gestione dello stress, che a sua volta può influenzare lo sviluppo dei disturbi di personalità.

Infine, è importante sottolineare che questi fattori di solito non agiscono in modo isolato, ma interagiscono tra loro in una complessa interazione. Per esempio, la predisposizione genetica, in combinazione con un'infanzia problematica e condizioni sociali sfavorevoli, potrebbe aumentare significativamente il rischio di sviluppare un disturbo di personalità.

In sintesi, le cause dei disturbi di personalità sono multifattoriali e influenzate da una serie di fattori genetici, biologici, psicologici e sociali. Tuttavia, la ricerca in quest'area è ancora in corso e molto resta da scoprire per avere un quadro completo delle cause e delle loro interazioni.

Diagnosi e trattamento

Il disturbo di personalità viene solitamente diagnosticato attraverso una valutazione clinica completa, che può includere colloqui ed eventualmente questionari standardizzati. Il trattamento è spesso complesso e lungo e può comprendere la psicoterapia (in particolare la terapia cognitivo-comportamentale o la terapia dialettico-comportamentale), i farmaci e il supporto sociale. La prognosi varia a seconda del tipo di disturbo di personalità e del singolo paziente.

I disturbi di personalità possono avere effetti significativi sulla qualità della vita, tra cui l'isolamento sociale, i problemi professionali e una maggiore vulnerabilità ad altri problemi di salute mentale come la depressione e i disturbi d'ansia. Possono anche essere associati a un maggior rischio di autolesionismo e suicidio.

Dato il profondo impatto sulla vita delle persone e dei loro cari, la diagnosi precoce e il trattamento professionale sono fondamentali. Sebbene i disturbi di personalità siano considerati difficili da trattare, molte persone possono condurre una vita funzionale e soddisfacente con una terapia e un sostegno adeguati.

Disturbi dello spettro autistico

I disturbi dello spettro autistico (ASD) sono disturbi neurologici e dello sviluppo che si manifestano principalmente nelle aree della comunicazione sociale e del comportamento. Si tratta di uno "spettro" perché i sintomi e le caratteristiche possono variare in termini di tipo e gravità. I soggetti affetti da ASD possono mostrare difficoltà a comprendere i segnali sociali, interessi limitati e modelli di comportamento ripetitivi. I sintomi compaiono solitamente nei primi anni di vita e influenzano il funzionamento quotidiano.

Caratteristiche principali dell'ASD

- Comunicazione sociale: problemi di interazione con gli altri, tra cui difficoltà a stabilire un contatto visivo, a comprendere il linguaggio del corpo e a costruire relazioni.
- Comportamento ripetitivo: Tendenza a compiere movimenti stereotipati o a utilizzare oggetti, forte preferenza per la routine e riluttanza a cambiare le abitudini quotidiane.
- Interessi limitati: Spesso un'intensa attrazione per argomenti o attività molto specifici, a volte a scapito di altri interessi o attività generali.

Cause e fattori di rischio

Le cause del disturbo dello spettro autistico (ASD) non sono ancora del tutto note e sono attualmente oggetto di un'intensa attività di ricerca. Come i disturbi di personalità, l'ASD è un complesso disturbo del neurosviluppo che probabilmente è influenzato da una combinazione di fattori genetici, biologici e ambientali.

I fattori genetici svolgono un ruolo significativo nello sviluppo dell'ASD. Sono stati identificati diversi geni che possono aumentare il rischio di sviluppare il disturbo. Questi geni sono spesso coinvolti nello sviluppo e nella funzione del sistema nervoso. In alcuni casi, anche rare mutazioni genetiche o anomalie cromosomiche possono avere un ruolo. Tuttavia, è importante sottolineare che non è un singolo gene ad essere responsabile dell'autismo, ma che probabilmente è una combinazione di geni ad aumentare il rischio.

Anche i fattori biologici, come i cambiamenti nella struttura o nella funzione del cervello, possono svolgere un ruolo. Alcuni studi hanno riscontrato differenze nel cervello delle persone con ASD rispetto a quelle senza il disturbo, anche se i meccanismi esatti che portano a queste differenze non sono ancora del tutto compresi.

I fattori ambientali sono un'altra importante area di ricerca. Alcuni studi hanno evidenziato possibili fattori di rischio come l'esposizione a determinate sostanze chimiche durante la gravidanza, complicazioni alla nascita o l'età materna avanzata. Tuttavia, non è chiaro come questi fattori influenzino esattamente il rischio di sviluppare l'ASD e se agiscano indipendentemente o in combinazione con i fattori genetici.

Per quanto riguarda i fattori psicosociali, la scienza si è allontanata notevolmente dalla teoria, ormai superata e smentita, secondo cui lo stile genitoriale "freddo" o "distante" di un genitore potrebbe causare l'autismo. Oggi la ricerca si concentra maggiormente su fattori biologici e genetici oggettivi. Si discute anche dell'influenza della dieta, della salute dell'intestino e del sistema immunitario sull'ASD, ma le prove in queste aree non sono ancora sufficienti per trarre conclusioni concrete.

In sintesi, l'eziologia dei disturbi dello spettro autistico è complessa e non del tutto chiarita. È probabile che una sovrapposizione di fattori genetici, biologici e ambientali contribuisca allo sviluppo del disturbo. La ricerca in quest'area è attiva e in continua evoluzione, con l'obiettivo di sviluppare una migliore comprensione delle cause e quindi migliori opzioni diagnostiche e di trattamento.

Diagnosi e trattamento

La diagnosi viene solitamente effettuata attraverso una valutazione completa, che può includere colloqui con i genitori, osservazioni comportamentali e test standardizzati. Non esiste una "cura" per l'ASD, ma esistono diversi approcci terapeutici che possono aiutare a gestire i sintomi e a migliorare la qualità della vita. Questi possono includere la terapia comportamentale, la terapia del linguaggio e la terapia occupazionale, e talvolta i farmaci per trattare i sintomi di accompagnamento come l'ansia o i problemi di attenzione.

Gli effetti dell'ASD possono variare da lievi a gravi. Alcune persone possono vivere una vita ampiamente indipendente, mentre altre possono richiedere un supporto continuo in vari aspetti della vita. È anche importante notare che molte persone con ASD hanno talenti e abilità speciali e, con il giusto supporto e le giuste opportunità, possono essere in grado di dare un contributo prezioso alla società.

Il trattamento e il sostegno delle persone con ASD richiede un approccio interdisciplinare che sia adattato alle esigenze del singolo individuo. Gli interventi precoci si sono dimostrati particolarmente efficaci e possono migliorare significativamente la prognosi.

Disturbi da dipendenza

I disturbi da dipendenza, noti anche come disturbi correlati alle sostanze, sono problemi complessi di salute mentale caratterizzati da un desiderio compulsivo e incontrollabile di una sostanza o di un comportamento, nonostante le conseguenze negative. Possono includere dipendenze sia fisiche che psicologiche e riguardano varie sostanze come l'alcol, il tabacco, le droghe, ma anche comportamenti come il gioco d'azzardo, l'alimentazione e persino l'uso di Internet.

Caratteristiche principali dei disturbi da dipendenza

- Perdita di controllo: incapacità di interrompere o controllare l'uso di sostanze o il comportamento.
- Sviluppo della tolleranza: necessità di quantità sempre maggiori di sostanza per ottenere l'effetto desiderato, oppure effetto significativamente ridotto alla stessa dose.
- Sintomi da astinenza: Sintomi fisici o psicologici che si manifestano quando l'uso della sostanza viene ridotto o interrotto.
- Trascurare altre aree della vita: per esempio, le attività sociali, il lavoro o la scuola.

Cause e fattori di rischio

I disturbi da dipendenza sono il risultato dell'interazione di diversi fattori. È difficile identificare un'unica causa dei disturbi da dipendenza, poiché ognuno di questi fattori, da solo o in combinazione, può contribuire allo sviluppo della dipendenza.

I fattori biologici possono svolgere un ruolo significativo nello sviluppo dei disturbi da dipendenza. Uno squilibrio dei neurotrasmettitori nel cervello può aumentare la propensione al comportamento di dipendenza. Alcune persone hanno anche una predisposizione genetica alla dipendenza, come suggeriscono studi su bambini gemelli e adottati. Questa predisposizione genetica può aumentare il rischio di dipendenza, soprattutto se sommata ad altri fattori di rischio. Anche i disturbi del sistema di ricompensa cerebrale possono portare alle dipendenze, poiché le sostanze o i comportamenti che stimolano il sistema di ricompensa possono esercitare una forte attrazione.

Anche i fattori psicologici sono fondamentali. Lo stress, i traumi e altri disagi psicologici possono fungere da fattori scatenanti o da rinforzo per i comportamenti di dipendenza. Spesso la sostanza o il comportamento vengono utilizzati come meccanismo di coping per alleviare emozioni o condizioni spiacevoli. Inoltre, tratti della personalità come l'impulsività, il bisogno di gratificazione immediata o la bassa autostima possono contribuire allo sviluppo della dipendenza.

Anche i fattori sociali hanno un'influenza importante. Il contesto sociale in cui una persona vive, compresi la famiglia, gli amici e le circostanze generali della vita, può aumentare o diminuire il rischio di sviluppare un disturbo da dipendenza. L'isolamento sociale, la povertà, la mancanza di istruzione o il fatto di vivere in un ambiente in cui le sostanze che creano dipendenza sono facilmente disponibili sono alcuni dei fattori che possono aumentare il rischio. D'altro canto, un ambiente sociale stabile e solidale può agire da cuscinetto contro lo sviluppo di disturbi da dipendenza.

Anche i fattori culturali e sociali svolgono un ruolo importante. Le norme e gli atteggiamenti culturali possono influenzare la percezione e l'uso di sostanze o comportamenti che possono creare dipendenza. In alcune culture o comunità, l'uso di certe sostanze può essere ampiamente accettato o addirittura incoraggiato, il che può aumentare il rischio di disturbi da dipendenza.

È importante sottolineare che questi fattori spesso non agiscono in modo isolato l'uno dall'altro. È piuttosto la complessa interazione di queste diverse variabili a influenzare lo sviluppo di una malattia da dipendenza. La complessità delle cause richiede quindi un approccio multidisciplinare alla prevenzione e al trattamento dei disturbi da dipendenza.

Diagnosi e trattamento

La diagnosi di un disturbo da dipendenza viene solitamente effettuata attraverso una valutazione clinica completa che comprende colloqui, esami medici e talvolta questionari standardizzati. Il trattamento può comprendere una combinazione di terapia farmacologica, procedure psicoterapeutiche e gruppi di auto-aiuto. Data la natura complessa della malattia, spesso è necessario un approccio multidisciplinare.

Le dipendenze non trattate possono portare a una serie di problemi sanitari, sociali ed economici, tra cui malattie, perdita del lavoro e disintegrazione delle strutture familiari. Inoltre, sono spesso associate a un maggior rischio di comorbilità con la salute mentale, come depressione e disturbi d'ansia, e a un maggior rischio di morte prematura.

Comprendere la natura complessa dei disturbi da dipendenza è fondamentale per sviluppare piani di trattamento efficaci e fornire il supporto necessario. Con un trattamento e un sostegno adeguati, molte persone possono spezzare il ciclo della dipendenza e condurre una vita più sana e piena.

Disturbo ossessivo-compulsivo

Il disturbo ossessivo-compulsivo (DOC) è una malattia mentale caratterizzata da pensieri ricorrenti e indesiderati (compulsioni) e/o da comportamenti o azioni mentali ripetitivi (compulsioni). Questi sintomi sono di solito impegnativi e causano un considerevole stress o una compromissione della vita quotidiana.

Caratteristiche principali del disturbo ossessivo-compulsivo

- Ossessioni: Pensieri, immagini o impulsi indesiderati e intrusivi che si verificano ripetutamente e causano ansia o disagio.
- Compulsioni: Comportamenti o azioni mentali ripetute che una persona compie per neutralizzare le ossessioni o ridurre l'ansia. Possono essere azioni come lavarsi le mani, contare o controllare.
- Deterioramento: Le compulsioni e/o i comportamenti compulsivi richiedono molto tempo e interferiscono con la normale routine, le attività lavorative o le relazioni sociali.

Cause e fattori di rischio

Lo sviluppo del disturbo ossessivo compulsivo è un processo influenzato da una serie di fattori. Come per altre malattie mentali, è difficile identificare una singola causa del disturbo ossessivo compulsivo. Spesso sono invece coinvolti diversi fattori che interagiscono tra loro

I fattori biologici sono considerati un elemento essenziale nel processo di sviluppo del disturbo ossessivo compulsivo. Gli studi hanno evidenziato alcune irregolarità nella struttura e nel funzionamento del cervello, in particolare nelle aree responsabili dell'esecuzione di compiti di routine e dell'elaborazione dell'ansia. Anche le anomalie del sistema neurotrasmettitoriale, in particolare del sistema serotoninergico, sono discusse come cause potenziali.

La predisposizione genetica è un altro fattore che può aumentare il rischio di sviluppare il disturbo ossessivo compulsivo. Le persone con una storia familiare di disturbo ossessivo compulsivo hanno un rischio maggiore di sviluppare il disturbo stesso. Sebbene l'esatta natura dei fattori genetici non sia ancora del tutto chiara, vi sono indicazioni che alcuni geni coinvolti nella regolazione dello stress e dell'ansia possano svolgere un ruolo.

Anche i fattori psicologici e le esperienze di vita sono importanti. Esperienze traumatiche, soprattutto nell'infanzia, e alti livelli di stress possono fungere da fattori scatenanti o amplificatori dei sintomi del disturbo ossessivo compulsivo. Anche il modo in cui una persona affronta lo stress e l'ansia può essere un fattore di rischio. Alcune teorie suggeriscono che i comportamenti compulsivi servano come meccanismo di coping per l'ansia eccessiva.

Anche i fattori sociali e ambientali possono influenzare il rischio di sviluppare il disturbo ossessivo compulsivo. Questi includono le dinamiche familiari, lo stile genitoriale e l'ambiente sociale. In particolare, uno stile genitoriale eccessivamente critico o controllante è stato identificato come un potenziale fattore di rischio. L'isolamento sociale o la mancanza di una rete sociale di supporto possono esacerbare i sintomi.

Le teorie cognitive suggeriscono che le convinzioni e i modelli di pensiero distorti, come le pretese estreme di perfezionismo o l'eccessiva importanza attribuita a determinati pensieri o azioni, possono contribuire al mantenimento del disturbo.

Nel complesso, l'eziologia del disturbo ossessivo compulsivo è complessa ed è probabile che l'interazione di diversi di questi fattori sia responsabile dello sviluppo e del mantenimento del disturbo.

Diagnosi e trattamento

La diagnosi di disturbo ossessivo compulsivo viene generalmente formulata attraverso una valutazione clinica completa. Questa può comprendere colloqui, questionari self-report e talvolta test neuropsicologici. Il trattamento è solitamente finalizzato alla riduzione dei sintomi e al miglioramento della qualità di vita. Questo obiettivo può essere raggiunto attraverso la terapia cognitivo-comportamentale (CBT), farmaci come gli inibitori selettivi della ricaptazione della serotonina (SSRI) o una combinazione di entrambi.

Senza un trattamento, il disturbo ossessivo compulsivo può diventare cronico e influire negativamente su tutti gli aspetti della vita, compresi il lavoro, l'istruzione e le relazioni. Tuttavia, con un trattamento adeguato, molte persone affette da disturbo ossessivo compulsivo possono condurre una vita soddisfacente. È importante cercare una diagnosi e un trattamento precoci, che possono migliorare notevolmente la prognosi.

Il trattamento del disturbo ossessivo compulsivo richiede spesso un approccio individualizzato che tenga conto dei sintomi specifici, della gravità del disturbo e delle esigenze individuali della persona colpita. Le terapie di supporto e il coinvolgimento della famiglia come rete di sostegno possono svolgere un ruolo importante.

Schizofrenia e altri disturbi psicotici

La schizofrenia è un grave disturbo mentale che colpisce la percezione, il pensiero, le emozioni e il comportamento. Appartiene a una categoria di disturbi comunemente definiti psicotici, in cui la verifica della realtà è disturbata. Oltre alla schizofrenia, comprende anche il disturbo schizoaffettivo, il disturbo schizotipico di personalità e il disturbo psicotico breve.

Caratteristiche principali della schizofrenia e di altri disturbi psicotici

- Delusioni: False credenze che vengono mantenute anche quando vengono smentite dalla realtà.
- Allucinazioni: Percezioni come sentire, vedere o percepire cose che in realtà non esistono.
- Pensiero disturbato: pensieri disordinati o confusi, difficoltà di concentrazione e di pensiero logico.
- Sintomi negativi: riduzione dell'espressività emotiva, apatia, svogliatezza e ritiro sociale.

Cause e fattori di rischio

Le cause della schizofrenia non sono ancora state chiarite in modo definitivo, ma generalmente si ritiene che siano il risultato di un'interazione di fattori biologici, psicologici e sociali. Questa complessità rende difficile identificare cause singole e chiaramente definite per il disturbo.

I fattori biologici sono un'area centrale di ricerca quando si tratta delle cause della schizofrenia. Particolare attenzione è rivolta al sistema della dopamina nel cervello. Uno squilibrio di questo neurotrasmettitore è spesso associato ai sintomi della schizofrenia. Possono essere coinvolti anche altri neurotrasmettitori come la serotonina e il glutammato. Inoltre, è dimostrato che le anomalie strutturali del cervello, in particolare nelle aree responsabili dell'elaborazione delle emozioni e della cognizione, possono svolgere un ruolo.

Anche i fattori genetici possono svolgere un ruolo significativo nello sviluppo della malattia. Studi su gemelli identici e su famiglie in cui si manifesta la schizofrenia suggeriscono una predisposizione genetica. Tuttavia, è improbabile che un singolo gene sia responsabile dello sviluppo della malattia; piuttosto, sembra essere coinvolta un'interazione di diversi geni.

I fattori psicologici e gli eventi della vita possono fungere da fattori scatenanti o catalizzatori per la manifestazione della malattia. Anche se di solito non sono sufficienti da soli a causare la schizofrenia, lo stress, i traumi e altre circostanze di vita stressanti possono aumentare la vulnerabilità alla malattia, soprattutto nei soggetti con una predisposizione genetica.

Vengono esaminati anche i fattori sociali e ambientali. Questi includono aspetti come lo status socio-economico, l'istruzione, la disoccupazione, l'isolamento sociale e la vita urbana. Alcuni studi suggeriscono che le persone che crescono o vivono in ambienti urbani possono essere più a rischio di schizofrenia. Sebbene il meccanismo esatto non sia chiaro, si pensa che i fattori di stress associati alla vita in città possano aumentare il rischio.

Altri fattori di rischio possono essere l'esposizione pre-natale a infezioni, malnutrizione o stress durante la gravidanza della madre. Anche il processo del parto, in particolare le complicazioni come la privazione di ossigeno, possono essere un fattore di rischio.

È dimostrato che l'uso di alcune droghe, in particolare la cannabis, può aumentare il rischio di sviluppare la schizofrenia, ma è importante sottolineare che l'uso di droghe da solo non è di solito sufficiente a "causare" la schizofrenia. Può invece agire come fattore precipitante o esacerbante di un profilo di rischio già esistente. Tuttavia, alcuni studi hanno trovato un legame tra il consumo di cannabis e l'insorgenza di sintomi schizofrenici, in particolare negli adolescenti e nei giovani adulti. Si ritiene che la cannabis, soprattutto le varietà ricche di THC, possa interferire con la regolazione della dopamina nel cervello. Poiché la dopamina è un neurotrasmettitore coinvolto nello sviluppo della schizofrenia, questo effetto potrebbe potenzialmente aumentare il rischio di sviluppare la malattia.

Tuttavia, è importante considerare la direzione della causalità. Alcuni ricercatori sostengono che gli individui con una vulnerabilità esistente alla schizofrenia sono più propensi a fare uso di droghe e che l'uso di droghe potrebbe quindi esacerbare i sintomi. In questi casi, l'uso di droghe sarebbe un sintomo piuttosto che una causa del disturbo.

Oltre alla cannabis, altre sostanze come le anfetamine o gli allucinogeni possono aumentare il rischio di sintomi schizofrenici. Anche queste droghe influenzano il sistema dopaminergico e possono agire come fattori scatenanti nelle persone con una predisposizione genetica o ambientale alla schizofrenia.

È inoltre importante distinguere tra schizofrenia vera e propria e psicosi indotta da farmaci. Mentre i sintomi di entrambe le condizioni possono essere simili, la psicosi indotta da farmaci è di solito temporanea e migliora dopo che gli effetti del farmaco sono svaniti e la sostanza è stata eliminata dal sistema.

La schizofrenia è una condizione a lungo termine, spesso per tutta la vita, che richiede un trattamento continuo. La complessità delle possibili cause della schizofrenia fa sì che nessun singolo fattore possa essere considerato l'unica causa. È invece l'interazione di questi molteplici fattori di rischio a contribuire allo sviluppo della malattia. Questa complessità rende la prevenzione e il trattamento della schizofrenia impegnativi e richiede un approccio multidisciplinare che includa strategie terapeutiche sia farmacologiche che psicosociali.

Diagnosi e trattamento

La diagnosi si basa di solito su una valutazione clinica approfondita, che può comprendere colloqui e osservazioni psichiatriche e, talvolta, esami di diagnostica per immagini e di laboratorio. Il trattamento è spesso una combinazione di farmaci antipsicotici e approcci terapeutici psicosociali come la terapia cognitivo-comportamentale, la terapia familiare e la riabilitazione professionale.

Se non trattati, la schizofrenia e altri disturbi psicotici possono portare a gravi danni in tutte le aree della vita, compresi il lavoro, l'istruzione e le relazioni sociali. Sono inoltre associati a un maggior rischio di ulteriori problemi di salute mentale e fisica, nonché di morte prematura, spesso per suicidio.

La diagnosi e il trattamento precoci sono fondamentali per migliorare la prognosi. Anche se in molti casi i sintomi non scompaiono del tutto, un trattamento efficace consente a molti malati di condurre una vita relativamente normale e produttiva. È inoltre importante che sia i pazienti che le loro famiglie ricevano un'istruzione e un sostegno adeguati per affrontare meglio le sfide di queste condizioni complesse.

Disturbi alimentari

I disturbi alimentari sono disturbi della salute mentale caratterizzati da un comportamento alimentare disordinato e da un'eccessiva preoccupazione per il peso, la forma e l'assunzione di cibo. Le forme più note sono l'anoressia nervosa, la bulimia nervosa e il disturbo da alimentazione incontrollata.

Caratteristiche principali dei disturbi alimentari

- Anoressia nervosa: estrema restrizione dell'assunzione di cibo, eccessiva paura di ingrassare e un'immagine corporea distorta che porta chi ne soffre a vedersi in sovrappeso anche quando è gravemente sottopeso.

- Bulimia nervosa: ripetuti episodi di "abbuffate" seguiti da comportamenti come il vomito, l'esercizio fisico eccessivo o l'uso di lassativi per evitare l'aumento di peso.
- Disturbo da abbuffata: simile alla bulimia, si verificano abbuffate, ma mancano comportamenti compensatori come il vomito o l'esercizio fisico eccessivo.

Cause e fattori di rischio

Le cause esatte non sono del tutto chiare. Poiché i disturbi alimentari possono assumere forme diverse, i fattori scatenanti specifici possono variare da caso a caso.

La ricerca ha dimostrato che i fattori genetici possono svolgere un ruolo nella predisposizione ai disturbi alimentari. Possono essere coinvolti anche cambiamenti o squilibri in alcuni neurotrasmettitori che influenzano il comportamento alimentare e il benessere emotivo. Tuttavia, è improbabile che i soli fattori biologici siano sufficienti a causare un disturbo alimentare.

Stati emotivi come la depressione, l'ansia e la bassa autostima sono spesso associati ai disturbi alimentari. Alcune persone usano il mangiare o l'evitare il cibo come meccanismo per affrontare lo stress, il disagio emotivo o l'insicurezza. Anche le distorsioni cognitive, come l'eccessiva preoccupazione per l'immagine corporea e il peso, possono svolgere un ruolo importante.

L'ambiente sociale e le norme culturali possono avere un'influenza significativa sull'immagine di sé e sugli atteggiamenti verso il cibo. I media che promuovono ideali di bellezza irrealistici e la pressione sociale a conformarsi a una certa immagine corporea possono aumentare il rischio di sviluppare un disturbo alimentare. Anche la famiglia e l'ambiente sociale circostante possono avere un'influenza, soprattutto se attribuiscono un valore eccessivo all'aspetto, al peso o alle prestazioni atletiche.

Una storia familiare di disturbi alimentari, malattie mentali o dipendenze può aumentare il rischio. Anche gli stili genitoriali che promuovono il controllo e il perfezionismo possono contribuire ai disturbi alimentari. Inoltre, la mancanza di sostegno emotivo o la presenza di abusi emotivi in famiglia possono essere un fattore di rischio.

Eventi di vita stressanti o traumatici, come la perdita di una persona cara, abusi o separazioni, possono fungere da fattori scatenanti dei disturbi alimentari. Tali eventi possono esacerbare problemi psicologici o emotivi già esistenti, che vengono poi "affrontati" attraverso un comportamento alimentare disturbato.

In molti casi, i disturbi alimentari cooccorrono con altri disturbi mentali come la depressione, i disturbi d'ansia o i disturbi ossessivo-compulsivi, il che può rendere il trattamento più complesso.

Diagnosi e trattamento

Un disturbo alimentare viene solitamente diagnosticato attraverso un'accurata valutazione medica e psicologica. Questa può includere un esame fisico, esami del sangue e colloqui. Il trattamento è solitamente multidisciplinare e può comprendere psicoterapia, assistenza medica, consulenza nutrizionale e farmaci. La terapia cognitivo-comportamentale (CBT) si è rivelata particolarmente efficace.

Senza trattamento, i disturbi alimentari possono portare a gravi problemi di salute, tra cui malattie cardiovascolari, insufficienza renale e osteoporosi. Dal punto di vista psicologico, possono portare a depressione, disturbi d'ansia e aumento del rischio di suicidio. Tuttavia, con un trattamento adeguato, la prognosi migliora notevolmente.

È fondamentale rivolgersi tempestivamente a un professionista per ridurre al minimo i gravi rischi fisici ed emotivi. I familiari possono svolgere un ruolo importante nel riconoscere i sintomi e nel promuovere un trattamento precoce. Una diagnosi precoce e un trattamento completo migliorano notevolmente le possibilità di guarigione.

Disturbo post-traumatico da stress (PTSD)

Il disturbo post-traumatico da stress (PTSD) è una malattia mentale che può insorgere dopo un confronto diretto o indiretto con un evento traumatico. Tali eventi possono essere aggressioni sessuali, esperienze di guerra, disastri naturali o incidenti gravi. Il PTSD è caratterizzato da sintomi quali ricordi persistenti e intrusivi del trauma, evitamento degli stimoli che ricordano l'evento e aumento della reattività psicologica e fisica.

Caratteristiche principali del PTSD

- Sintomi intrusivi: Pensieri ricorrenti, flashback e incubi legati all'evento traumatico.
- Evitamento e interpidimento: desiderio di evitare luoghi, persone e attività che possano ricordare il trauma, nonché interpidimento emotivo e alienazione dagli altri.
- Aumento dell'eccitazione: disturbi del sonno, irritabilità, scoppi d'ira, ipervigilanza ed eccessivo spavento.

Cause e fattori di rischio

Il disturbo post-traumatico da stress (PTSD) è tipicamente scatenato dall'aver vissuto o assistito a un evento traumatico che rappresenta una grave minaccia per la vita, l'integrità fisica o la salute mentale di una persona. Tali eventi possono essere molto diversi e vanno da disastri naturali e guerre ad abusi e violenze personali. È importante sottolineare che non tutti coloro che vivono un evento traumatico sviluppano il PTSD. Lo sviluppo del disturbo dipende da una serie di fattori di rischio e di variabili individuali.

La base per lo sviluppo del PTSD è l'esperienza di un evento traumatico. Questi possono essere esperienze di guerra, incidenti gravi, atti di violenza, abusi, stupri o altre forme di lesioni personali. Anche l'essere testimoni di un evento del genere o l'esposizione ripetuta a dettagli di incidenti traumatici (come può accadere ai soccorritori) può portare al PTSD.

Gli individui con una storia di malattie mentali, come disturbi d'ansia o depressione, possono essere più inclini a sviluppare il PTSD. Anche i tratti della personalità, le strategie di coping e la resilienza psicologica generale giocano un ruolo importante. La ricerca ha dimostrato che i fattori genetici e gli squilibri dei neurotrasmettitori (in particolare nel sistema della serotonina) possono contribuire alla vulnerabilità al PTSD. Sono interessanti anche i cambiamenti nella struttura e nella funzione delle regioni cerebrali responsabili della gestione dello stress e dell'elaborazione della memoria.

Il supporto dell'ambiente sociale può avere un impatto significativo sulla probabilità di sviluppare il PTSD. La mancanza di sostegno sociale, lo stigma e l'isolamento sociale possono esacerbare i sintomi. Anche circostanze di vita come la povertà o l'esposizione ripetuta a traumi possono costituire fattori di rischio.

Le donne hanno un rischio maggiore di sviluppare il PTSD rispetto agli uomini, anche se le ragioni non sono ancora del tutto note. Anche i bambini e gli anziani possono essere più vulnerabili al PTSD, forse a causa di una minore resilienza psicologica o di particolari circostanze di vita.

Le norme e le credenze culturali possono influenzare il modo in cui il trauma viene percepito, vissuto e affrontato. In alcune culture può essere un tabù parlare di esperienze traumatiche, il che può rendere più difficile il trattamento e il recupero. È la combinazione di questi fattori a determinare se una persona sviluppa un PTSD dopo un evento traumatico.

Diagnosi e trattamento

La diagnosi viene effettuata attraverso una valutazione clinica approfondita, che di solito prevede colloqui e questionari standardizzati. Le opzioni di trattamento per il PTSD includono approcci psicoterapeutici come la terapia cognitivo-comportamentale incentrata sul trauma e l'Eye Movement Desensitisation and Reprocessing (EMDR), oltre a farmaci come gli antidepressivi.

Se non trattato, il PTSD può causare stress cronico, aumento del rischio di altre malattie mentali, problemi professionali e difficoltà nelle relazioni sociali e familiari. Tuttavia, con un trattamento appropriato, molte persone affette da PTSD possono diventare prive di sintomi o perlomeno sperimentare un miglioramento significativo dei sintomi.

Data la complessità del PTSD, è essenziale che sia le persone che ne soffrono sia le loro famiglie abbiano accesso a informazioni e supporto completi. La comprensione della patologia e delle opzioni terapeutiche è fondamentale per promuovere la guarigione e migliorare la qualità della vita di tutte le persone coinvolte.

Sintomi e diagnostica

I sintomi di una malattia mentale possono spesso essere difficili da riconoscere, per diversi motivi. Uno dei più importanti è la natura dei sintomi stessi. A differenza di molte malattie fisiche, per le quali i test oggettivi o le tecniche di imaging possono fornire risultati chiari, le diagnosi di malattia mentale si basano di solito su resoconti e osservazioni soggettive. I sintomi sono spesso interiorizzati e si manifestano in emozioni, pensieri o comportamenti non facilmente visibili dall'esterno.

Un altro fattore è l'elevata variabilità dei sintomi. Una stessa malattia mentale può manifestarsi in modo molto diverso in persone diverse. Inoltre, molti sintomi mentali possono essere confusi con normali stati emotivi o fasi della vita. Per esempio, una tristezza persistente può essere interpretata come una normale reazione a una crisi della vita, mentre in realtà potrebbe essere un segno di grave depressione.

Anche la stigmatizzazione della malattia mentale svolge un ruolo importante. Molte persone sono riluttanti a parlare dei loro problemi di salute mentale o a cercare aiuto professionale per paura di essere discriminate o fraintese. Questo può portare a ignorare o minimizzare i sintomi, rendendo ancora più difficile il riconoscimento.

Anche i contesti sociali e culturali influenzano il riconoscimento dei sintomi. In alcune culture o comunità, alcuni sintomi possono non essere visti come segni di un disturbo, ma come tratti del carattere o condizioni temporanee. Questo può impedire sia ai pazienti che agli operatori sanitari di riconoscere i sintomi come parte di un disturbo mentale più grave.

La complessità e l'interazione delle comorbilità, cioè la presenza simultanea di più di una malattia mentale o fisica, possono complicare ulteriormente la diagnosi. I sintomi possono sovrapporsi o mascherarsi a vicenda, rendendo difficile per medici e terapeuti identificare chiaramente il disturbo di base.

Infine, anche fattori sistemici come la mancanza di tempo, la scarsità di risorse o la mancanza di competenze nel sistema sanitario possono contribuire a far sì che i sintomi della malattia mentale non vengano individuati o vengano interpretati in modo errato e che a volte ci vogliano anni per una diagnosi corretta.

Segnali di allarme precoci

I primi segnali di allarme di una malattia mentale possono essere molti e variano a seconda della malattia. In linea di massima, bisogna cercare cambiamenti nel comportamento, fluttuazioni emotive e sintomi fisici che si discostano significativamente dalla norma precedente e che influiscono sulla qualità della vita. Ecco alcuni comuni segnali di allarme:

- Cambiamenti emotivi: Improvvisi sbalzi d'umore, tristezza persistente, maggiore irritabilità o ansia inspiegabile.

- Cambiamenti cognitivi: Difficoltà a pensare, concentrarsi o ricordare, processi di pensiero confusi o improvvisi cali del rendimento scolastico o lavorativo.
- Cambiamenti comportamentali: Ritiro sociale, trascuratezza dell'igiene personale, improvviso disinteresse per attività o hobby precedentemente considerati importanti.
- Sintomi fisici: dolore non chiaro, disturbi del sonno, variazioni dell'appetito o aumento/perdita di peso significativi che non possono essere spiegati da altri fattori.
- Sentirsi sopraffatti: anche la sensazione persistente di essere sopraffatti o incapaci di affrontare le attività quotidiane può essere un segnale.
- Comportamento a rischio: Aumento dei comportamenti a rischio, come l'uso eccessivo di alcol o droghe, azioni impulsive o sconsiderate.
- Comportamento autolesionista o pensieri suicidi: qualsiasi forma di comportamento autolesionista o pensieri di suicidio sono segnali gravi e richiedono un aiuto professionale immediato.

È importante sottolineare che la presenza di uno o più di questi sintomi non indica necessariamente una malattia mentale, ma sono indizi che giustificano ulteriori indagini. Se si notano questi sintomi, è consigliabile rivolgersi a un professionista per una diagnosi approfondita e, se necessario, un piano di trattamento adeguato.

La diagnosi e l'intervento precoci possono influenzare positivamente il decorso di molte malattie mentali. Il sostegno dei familiari nel notare questi primi segnali di allarme e nel cercare un aiuto professionale può essere fondamentale.

Criteri diagnostici

I criteri diagnostici sono guide sistematiche utilizzate dagli operatori sanitari per determinare la presenza o l'assenza di un particolare disturbo. In psichiatria, questi criteri sono spesso descritti in manuali standardizzati come il Manuale diagnostico e statistico dei disturbi mentali (DSM-5) o la Classificazione internazionale delle malattie (ICD-11).

Spesso i criteri diagnostici elencano i sintomi principali specifici di una malattia, di cui un certo numero deve essere presente per fare diagnosi. A volte ci sono anche sintomi secondari che possono essere presi in considerazione per la diagnosi, ma non sono obbligatori. Molte malattie mentali richiedono che i sintomi persistano per una certa durata per essere considerati cronici o clinicamente significativi. Un aspetto importante in molti criteri diagnostici è la misura in cui i sintomi interferiscono con la capacità della persona di funzionare nella vita quotidiana.

È inoltre importante accertarsi che i sintomi non siano meglio spiegati da un'altra condizione medica, dall'abuso di farmaci o di sostanze stupefacenti o da un altro disturbo mentale.

Una diagnosi accurata è fondamentale per sviluppare un piano di trattamento efficace. Consente ai medici curanti di selezionare le opzioni terapeutiche più appropriate per soddisfare le esigenze specifiche del paziente.

I parenti possono svolgere un ruolo importante nel processo diagnostico, fornendo informazioni aggiuntive sul paziente che potrebbero non essere in grado o non voler fornire loro stessi. Il loro contributo può essere particolarmente utile per valutare la durata e la gravità dei sintomi e il loro impatto sulla vita quotidiana.

Comprendendo i criteri e il processo diagnostico, i familiari possono fornire un sostegno più efficace. Possono anche incoraggiare il paziente a cercare un aiuto professionale e a partecipare al suo piano di trattamento.

Procedura diagnostica

Le procedure diagnostiche per le malattie mentali sono solitamente multilivello e integrano una serie di fonti di informazione per fornire un quadro completo dei sintomi, del comportamento e del livello di funzionamento del paziente.

I colloqui clinici sono spesso il primo passo del processo diagnostico. Uno specialista o uno psicologo qualificato conduce un'intervista approfondita con il paziente per comprenderne i sintomi, la storia di vita e la situazione attuale. Spesso viene utilizzato un formato di intervista strutturato o semi-strutturato per raccogliere sistematicamente le informazioni rilevanti per la diagnosi.

I questionari e i self-report sono spesso utilizzati per quantificare sintomi o comportamenti specifici. Possono fornire dati preziosi per integrare il colloquio clinico.

A seconda del sospetto diagnostico, possono essere condotti test psicologici specifici. Questi test possono valutare funzioni cognitive, tratti di personalità o modelli comportamentali specifici e sono spesso standardizzati per fornire una misurazione più oggettiva.

Spesso è necessario eseguire esami medici per escludere altre possibili cause dei sintomi. Questi possono includere esami del sangue, risonanze magnetiche o EEG.

Soprattutto per i bambini e gli adolescenti, spesso è utile raccogliere informazioni da più persone, come genitori e insegnanti, per avere un quadro più completo dei sintomi.

In alcuni casi, può essere necessario osservare il paziente per un periodo di tempo più lungo al fine di formulare una diagnosi accurata. Ciò può avvenire sotto forma di visite ambulatoriali o di ricovero. Per i casi complessi o di difficile diagnosi, può essere necessaria la valutazione da parte di un team di professionisti di diverse discipline per giungere a una diagnosi completa.

È importante che i familiari comprendano il processo diagnostico, poiché sono spesso coinvolti nella raccolta dei dati e possono svolgere un importante ruolo di supporto nella pianificazione del trattamento. Le loro osservazioni e prospettive possono essere molto preziose per il processo diagnostico e la successiva pianificazione del trattamento.

Il ruolo dei familiari nel processo diagnostico

Il ruolo dei familiari nel processo di diagnosi della malattia mentale può essere di notevole importanza.

I parenti possono spesso fornire informazioni importanti sui sintomi, sul comportamento e sulle circostanze della persona colpita che quest'ultima non può o non vuole fornire. In particolare, possono fornire un quadro più chiaro del decorso della malattia nel tempo, compresi i fattori scatenanti e i modelli di espressione dei sintomi.

Poiché i parenti hanno di solito un contatto più stretto con le persone colpite, sono spesso i primi a notare cambiamenti nel comportamento o nell'umore. Le loro osservazioni possono fornire indizi preziosi ai professionisti per formulare una diagnosi.

Il processo diagnostico può essere emotivamente stressante. I parenti possono fornire un sostegno emotivo essendo presenti alle visite mediche e aiutando la persona a sentirsi più sicura. Possono anche aiutare a raccogliere informazioni, a porre domande e a sostenere la persona nella comprensione del piano di trattamento.

I parenti possono svolgere un ruolo importante nella comunicazione tra il paziente e gli operatori sanitari, soprattutto se il paziente ha difficoltà a esprimere sintomi o preoccupazioni. Possono anche aiutare a chiarire e organizzare i piani di trattamento e i regimi farmacologici. A differenza degli amici o dei colleghi di lavoro, i parenti hanno spesso una prospettiva a lungo termine sulla vita della persona e possono comprendere meglio i cambiamenti nel contesto della storia della vita. Questa visione a lungo termine può essere molto utile per una diagnosi accurata.

Sebbene i parenti possano essere importanti fonti di informazione, il loro ruolo nel processo diagnostico deve essere soppesato dal punto di vista etico e legale, soprattutto per preservare la privacy e l'autonomia del paziente.

Nel complesso, quindi, i familiari possono svolgere un ruolo cruciale nel processo diagnostico, fornendo informazioni e supporto preziosi. Nel migliore dei casi, gli operatori sanitari e i familiari lavorano insieme per consentire una diagnosi accurata e aprire la strada a un trattamento efficace.

Tuttavia, il rapporto tra i pazienti e i loro familiari non è sempre libero. Il rapporto tra i malati mentali e i loro familiari può essere teso o disturbato per una serie di ragioni. Uno dei fattori principali è la natura stessa della malattia, che può avere un effetto profondo non solo sulla persona colpita, ma anche sul suo ambiente sociale. Sintomi come sbalzi d'umore, ritiro sociale, ansia o paranoia possono rendere molto più difficile una comunicazione aperta e sana tra il malato e i suoi cari.

L'imprevedibilità di molte malattie mentali rappresenta un'altra sfida. Gli stati d'animo e i comportamenti possono cambiare rapidamente, rendendo difficile per i familiari rispondere in modo appropriato e solidale. Questa dinamica può portare a un'atmosfera di tensione e sfiducia che metterebbe a dura prova qualsiasi relazione.

Anche la stigmatizzazione della malattia mentale svolge un ruolo importante. In molte società, le malattie mentali sono macchiate da vergogna e pregiudizi, che possono portare sia i malati che i loro familiari a nascondere o negare la malattia. Ciò rende difficile una comunicazione aperta e l'accesso al supporto e alle cure necessarie.

Non va inoltre sottovalutato lo stress psicologico dei familiari. Prendersi cura di un familiare con una malattia mentale può essere estremamente stressante e può causare o esacerbare i propri problemi di salute mentale o fisica. In questi casi, la capacità dei familiari di essere solidali ed empatici può esaurirsi, mettendo a dura prova il rapporto con il familiare malato.

Anche la mancanza di conoscenza e comprensione della natura della malattia può portare a incomprensioni e conflitti. Senza un'adeguata istruzione e formazione, i familiari possono interpretare male i sintomi o nutrire aspettative irrealistiche nei confronti della persona affetta dalla malattia. Questo può portare a frustrazione e delusione da entrambe le parti.

Inoltre, in alcuni casi, i familiari possono sviluppare meccanismi di coping o modelli di comportamento malsani, come la co-dipendenza o l'eccessivo controllo, che mettono ulteriormente a dura prova la relazione.

In generale, le interazioni tra le persone con malattia mentale e i loro familiari possono essere complicate da una serie di fattori emotivi, psicologici e sociali. Le complesse dinamiche di queste relazioni richiedono spesso un supporto professionale sotto forma di terapia familiare o di servizi di consulenza specializzati per contribuire a una migliore comprensione e a una comunicazione più efficace. Se i problemi tra pazienti e familiari persistono, viene meno una fonte di aiuto essenziale per la diagnosi e il sostegno.

La differenza tra sintomi e diagnosi

La differenza tra sintomi e diagnosi è un aspetto importante nel contesto medico, soprattutto per quanto riguarda le malattie mentali. Entrambi i termini sono spesso utilizzati quando ci si riferisce al riconoscimento e al trattamento dei problemi di salute, ma non hanno lo stesso significato e hanno implicazioni diverse.

I sintomi sono segni o manifestazioni di una malattia o condizione. Sono esperienze soggettive percepite da una persona o osservazioni oggettive che possono essere rilevate da test, misurazioni o esami medici. I sintomi sono quelli che portano i pazienti a rivolgersi al medico: dolore, stanchezza, ansia, confusione, ecc. In psichiatria, i sintomi possono includere un'ampia gamma di anomalie emotive, cognitive e comportamentali, dalla depressione e dalle allucinazioni al ritiro sociale e al comportamento compulsivo. È importante notare che i sintomi di per sé non costituiscono una diagnosi. Si tratta piuttosto di indizi che i medici e gli altri professionisti utilizzano per formulare una diagnosi.

Una diagnosi è l'etichetta o il nome di uno specifico schema di sintomi, generalmente definito da linee guida cliniche e criteri diagnostici. Una diagnosi riassume un insieme di sintomi e segni in modo da consentire ai medici e agli altri operatori sanitari di elaborare piani di trattamento, fare prognosi e condurre ricerche scientifiche. Le diagnosi vengono spesso effettuate utilizzando strumenti diagnostici standardizzati come il DSM-5 (Manuale diagnostico e statistico dei disturbi mentali, 5a edizione) o l'ICD-10 (Classificazione internazionale delle malattie, 10a revisione).

La distinzione è fondamentale perché i sintomi da soli non implicano necessariamente un trattamento o una prognosi specifici. Devono essere considerati nel contesto di una diagnosi completa. Per esempio, il fatto che una persona sia triste non significa che sia affetta da

Disturbo Depressivo Maggiore; la tristezza potrebbe essere un sintomo di una serie di possibili diagnosi o anche una normale reazione a una situazione di vita.

In pratica, è compito dell'operatore sanitario valutare attentamente i sintomi, condurre ulteriori indagini e utilizzare queste informazioni per arrivare a una diagnosi. Si tratta di un processo che spesso richiede una serie di test, colloqui e talvolta osservazioni per un lungo periodo di tempo.

I parenti possono svolgere un ruolo importante in questo processo, fornendo ulteriori osservazioni e contesto ai sintomi, che a loro volta possono contribuire all'accuratezza della diagnosi finale.

Possibili conseguenze di una diagnosi ritardata o errata

Una diagnosi ritardata o errata di malattia mentale può avere conseguenze gravi, a volte di vasta portata, sia per il paziente che per il suo ambiente sociale.

Più si ritarda un trattamento adeguato, più le condizioni della persona colpita possono peggiorare. Nel caso delle malattie mentali, ad esempio, ciò può significare un aumento dell'ansia, della depressione o persino dei pensieri suicidi. Una diagnosi errata può portare a un trattamento inappropriato o inefficace. Questo non solo comporta uno spreco di tempo e risorse, ma può anche minare la fiducia del paziente nel sistema sanitario. Nel peggiore dei casi, un farmaco o un approccio terapeutico sbagliato potrebbe addirittura peggiorare le condizioni del paziente.

Una malattia mentale non trattata può avere un impatto negativo sulle relazioni sociali e professionali della persona. La capacità di lavorare o di mantenere contatti sociali può essere compromessa, il che a sua volta può portare all'isolamento e a un circolo vizioso di peggioramento dei sintomi.

Anche lo stress dei familiari e degli altri parenti è un problema importante. Lo stress associato all'assistenza di un parente malato di mente può portare a ulteriori problemi di salute mentale e fisica per gli stessi assistenti.

Una diagnosi ritardata o errata può contribuire alla stigmatizzazione della persona interessata. La mancanza di una diagnosi chiara può essere interpretata dagli altri come un segno di debolezza o di fallimento morale, il che può favorire l'auto-stigmatizzazione del paziente e rendere più difficile l'accesso a cure di qualità.

L'incapacità di effettuare una diagnosi accurata potrebbe anche sollevare problemi etici e legali, soprattutto se si verifica un aumento significativo della sofferenza del paziente.

Date le molteplici conseguenze possibili, è indispensabile che i medici, gli operatori della salute mentale e gli altri soggetti coinvolti nel sistema sanitario facciano tutto il possibile per effettuare una diagnosi accurata e tempestiva. Una stretta collaborazione con i familiari del paziente può essere di grande utilità. Possono fornire informazioni importanti e contribuire a evitare diagnosi errate e trattamenti ritardati.

Diagnosi multiple per un paziente

In psichiatria è più frequente che per un singolo paziente vengano formulate più diagnosi diverse, e le ragioni sono molteplici. Una delle più importanti è la complessità intrinseca della malattia mentale. Molti disturbi mentali presentano sintomi e caratteristiche che si sovrappongono e che rendono difficile formulare una diagnosi chiara. Ad esempio, sia la depressione che i disturbi d'ansia possono presentare sintomi come problemi di sonno, difficoltà di concentrazione e ritiro sociale. La presenza di comorbilità, cioè la compresenza di più di una malattia mentale o fisica, può complicare ulteriormente la chiarezza diagnostica.

I criteri diagnostici stessi sono un altro fattore. In psichiatria esistono diversi manuali diagnostici e linee guida, come il DSM (Manuale diagnostico e statistico dei disturbi mentali) o l'ICD (Classificazione internazionale delle malattie), ognuno dei quali ha i propri criteri e categorie per i disturbi mentali. Poiché questi criteri possono anche cambiare nel tempo, è sempre possibile che le diagnosi possano variare.

Anche la soggettività gioca un ruolo importante. A differenza di molte altre specialità mediche, in psichiatria esistono pochi test o procedure di misurazione oggettive. Le diagnosi si basano spesso sul giudizio clinico, che è influenzato dall'esperienza e dalla prospettiva del medico curante. Due medici possono interpretare gli stessi sintomi in modo diverso e quindi arrivare a diagnosi diverse.

La dinamica della salute mentale è un altro aspetto importante. La malattia mentale è spesso episodica o si evolve nel tempo, il che può comportare la necessità di modificare la diagnosi. Un paziente inizialmente diagnosticato per un episodio depressivo potrebbe in seguito sviluppare i sintomi di un disturbo bipolare, richiedendo un cambiamento di diagnosi.

La mancanza di comunicazione e di coordinamento tra i diversi professionisti della salute può anche portare a diagnosi diverse. Soprattutto nei sistemi sanitari più grandi o quando sono coinvolti diversi specialisti, non tutte le informazioni rilevanti possono essere scambiate tra i medici curanti.

Nel complesso, la varietà di diagnosi possibili in psichiatria può essere vista come un riflesso della natura complessa della malattia mentale e degli strumenti e criteri diagnostici limitati e in evoluzione. Questa diversità di diagnosi dimostra la necessità di una valutazione diagnostica approfondita, di una collaborazione interdisciplinare e di una formazione continua per i professionisti della salute mentale.

Frequenza delle diagnosi errate

In psichiatria si verificano errori di diagnosi. Non si può rispondere in termini generali se siano più numerose che in altri settori della medicina. Se così fosse, ci sarebbero delle ragioni:

Innanzitutto, la psichiatria è un campo che si occupa di una varietà di disturbi mentali i cui sintomi possono spesso essere sovrapposti o non specifici. Ciò rende particolarmente difficile la diagnosi. A differenza di molte altre discipline mediche, la psichiatria raramente dispone di chiari biomarcatori o indicatori fisici che consentono una diagnosi univoca. Invece, la diagnosi si basa spesso sull'interpretazione di modelli comportamentali, auto-rapporti e osservazioni cliniche, che possono essere soggettivi.

Anche le dinamiche del rapporto medico-paziente giocano un ruolo importante. Un paziente a disagio o che non rivela tutta la verità può rendere difficile la diagnosi. In alcuni casi, lo stigma associato a certe malattie mentali induce chi ne soffre a sopprimere o nascondere alcuni sintomi, che a loro volta possono influire sull'accuratezza della diagnosi.

Inoltre, i disturbi mentali sono spesso complessi e multifattoriali, ovvero sono spesso causati da una combinazione di fattori genetici, ambientali e psicosociali. Questa complessità può rendere difficile una diagnosi chiara, soprattutto se non sono disponibili tutte le informazioni rilevanti o se il paziente soffre di più disturbi contemporaneamente, il che è noto come comorbidità.

Allo stesso modo, la mancanza di professionisti adeguatamente formati e la pressione a fare diagnosi in fretta per avviare piani di trattamento possono portare a errori. Nei sistemi sanitari sovraccarichi, il tempo per effettuare colloqui diagnostici dettagliati è spesso ridotto al minimo, aumentando il rischio di diagnosi errate.

Un altro problema è la natura in continua evoluzione della ricerca psichiatrica. Quando i risultati della ricerca cambiano, cambiano anche i criteri diagnostici, il che può portare a un adeguamento o a una rivalutazione delle diagnosi.

In definitiva, questo mix di complessità intrinseca della malattia mentale, strumenti diagnostici limitati, dinamiche del rapporto medico-paziente, strozzature sistemiche e conoscenze scientifiche in continua evoluzione porta a un aumento della probabilità di diagnosi errate in psichiatria. Ciò sottolinea la necessità di un'educazione e formazione continua dei professionisti, di miglioramenti nel sistema sanitario e di ulteriori ricerche per aumentare l'accuratezza diagnostica.

Opzioni di trattamento

Esistono diverse opzioni per il trattamento della malattia mentale, spesso basate sulle esigenze specifiche dell'individuo. Ecco una breve panoramica:

- Terapia farmacologica: per alleviare i sintomi si possono utilizzare antidepressivi, antipsicotici, ansiolitici e altri farmaci.
- Psicoterapia: comprende la terapia del dialogo, la terapia cognitivo-comportamentale, la terapia psicologica del profondo e molte altre forme di intervento psicologico.
- Terapia combinata: una combinazione di farmaci e psicoterapia è spesso l'approccio più efficace, soprattutto nelle malattie gravi.
- Terapia elettroconvulsivante (ECT): di solito viene utilizzata solo in caso di depressione grave o psicosi quando gli altri trattamenti falliscono.
- Metodi di terapia comportamentale: Possono includere formazione individuale, terapia di gruppo o terapia familiare e sono spesso finalizzati alla promozione di meccanismi di coping.
- Terapie complementari: Queste includono l'arteterapia, la musicoterapia, il training di mindfulness e altri approcci terapeutici complementari.
- Socioterapia: sostegno al reinserimento sociale, alla riabilitazione professionale e alla gestione delle abilità sociali.

La scelta della giusta opzione terapeutica dipende dalla diagnosi esatta, dalla gravità della malattia, dalle esigenze individuali del paziente e dalle risorse e competenze del team di cura. Una stretta collaborazione tra tutti i soggetti coinvolti, compresi i familiari, è fondamentale per il successo del trattamento.

Trattamento farmacologico

Il trattamento farmacologico dei disturbi mentali è un campo che richiede un'attenta diagnosi, il monitoraggio e l'adattamento dei farmaci. Esistono diverse classi di farmaci utilizzati per trattare i disturbi mentali, a seconda del disturbo specifico, della gravità dei sintomi e delle esigenze individuali del paziente.

- Antidepressivi: questi farmaci sono utilizzati principalmente per trattare la depressione, ma possono essere utili anche per altri disturbi, come i disturbi d'ansia. Tra i più noti vi sono gli SSRI (inibitori selettivi della ricaptazione della serotonina), come la fluoxetina e la sertralina.
- Antipsicotici: Sono solitamente utilizzati per il trattamento delle psicosi e talvolta del disturbo bipolare. Ne sono un esempio il risperidone e l'olanzapina. Questi farmaci possono avere gravi effetti collaterali e richiedono quindi un attento monitoraggio.
- Ansiolitici: Questi farmaci, come le benzodiazepine, hanno lo scopo di alleviare l'ansia. Tuttavia, di solito sono adatti solo per un uso a

breve termine, poiché comportano il rischio di dipendenza.

- Stabilizzatori dell'umore: farmaci come il litio e il valproato sono spesso utilizzati nel disturbo bipolare per controllare gli sbalzi d'umore estremi.
- Stimolanti: Gli stimolanti, come il metilfenidato, sono spesso prescritti per il disturbo da deficit di attenzione e iperattività (ADHD).
- Altri farmaci: Inoltre, in alcuni casi possono essere utilizzati altri tipi di farmaci, come gli anticolinergici per trattare gli effetti collaterali o i betabloccanti per ridurre la frequenza cardiaca.

È importante sottolineare che la scelta del farmaco giusto, il dosaggio e la durata del trattamento devono essere adattati individualmente e monitorati attentamente. Visite regolari dal medico ed esami di laboratorio sono spesso necessari per valutare l'efficacia del trattamento e per individuare tempestivamente eventuali effetti collaterali. Una stretta collaborazione con l'équipe curante e, se necessario, con i familiari è essenziale per ottenere il miglior successo terapeutico possibile.

Psicoterapia

La psicoterapia è un'opzione di trattamento di base per una serie di malattie mentali e fornisce ai pazienti una piattaforma per esplorare i loro pensieri, sentimenti e comportamenti in un ambiente sicuro e fiducioso.

Spesso instaura un rapporto individuale tra il terapeuta e il paziente, ma è possibile anche una terapia di gruppo o familiare.

Esistono diverse forme di psicoterapia, tra cui la terapia cognitivo-comportamentale (CBT), la terapia psicologica del profondo o psicoanalitica, la terapia sistemica e molte altre. Ognuno di questi approcci ha le proprie teorie sulle cause della malattia mentale e tecniche specifiche per ottenere un cambiamento.

L'obiettivo principale della psicoterapia è alleviare i sintomi, aumentare il benessere e migliorare la qualità della vita. Il terapeuta e il paziente lavorano insieme per identificare e modificare schemi di pensiero, sentimenti e comportamenti distruttivi o disturbanti.

La durata e la frequenza delle sedute di terapia possono variare e spesso dipendono dalla gravità del disturbo, dalle esigenze individuali del paziente e dalle esigenze pratiche. Alcune persone possono trarre beneficio da una terapia a breve termine che prevede solo poche sedute, mentre altre possono avere bisogno di un supporto a lungo termine.

La psicoterapia viene spesso utilizzata in combinazione con i farmaci, soprattutto nei casi più gravi o complessi. L'integrazione di diversi approcci terapeutici è fondamentale per il successo della terapia.

In molti casi, anche i familiari possono essere coinvolti nel processo terapeutico, attraverso sedute separate con il terapeuta o partecipando a sedute congiunte. Ciò è particolarmente utile se la malattia del paziente colpisce anche l'ambiente familiare o se il sostegno della rete sociale è importante per il recupero.

Nel complesso, la psicoterapia è un'opzione terapeutica versatile e adattabile che consente di apportare cambiamenti profondi nel benessere emotivo e psicologico del paziente. È una componente fondamentale di un piano di trattamento completo per le malattie mentali.

Approcci combinati

Gli approcci combinati nel trattamento delle malattie mentali di solito implicano l'uso di più di una forma di terapia per garantire una cura più efficace e olistica per il paziente. Ciò è particolarmente importante nei disturbi complessi o gravi, dove le singole forme di trattamento possono non essere sufficienti per affrontare efficacemente tutti gli aspetti della malattia.

Una delle combinazioni più comuni è l'uso di farmaci insieme alla psicoterapia. Mentre i farmaci possono essere utilizzati per alleviare o controllare rapidamente i sintomi acuti, la psicoterapia mira a identificare e modificare i problemi e gli schemi sottostanti che contribuiscono alla malattia.

In molti casi, si forma un'équipe interdisciplinare di psichiatri, psicologi, assistenti sociali e altri professionisti che si occupano del paziente da diverse prospettive. Ciò consente di elaborare un piano di trattamento olistico che tenga conto degli aspetti psicologici, sociali e fisici della malattia.

Anche i familiari possono svolgere un ruolo importante negli approcci terapeutici combinati, soprattutto quando la malattia mentale ha un grave impatto sulla vita familiare. Attraverso la terapia familiare, la consulenza e le strategie genitoriali, i parenti possono imparare a sostenere al meglio il malato.

Oltre al trattamento principale, si possono integrare terapie complementari come l'arteterapia, la musicoterapia o metodi orientati al corpo come lo yoga o il training di mindfulness. Queste forme di terapia possono aiutare a ridurre lo stress, a rafforzare la fiducia in se stessi e, in generale, a contribuire alla stabilità mentale.

Un aspetto importante della terapia combinata è l'adattamento individuale del piano di trattamento alle esigenze e alle circostanze specifiche del paziente. Ciò che funziona per una persona non è necessariamente appropriato per tutti, e spesso il trattamento deve essere adattato man mano che procede per essere efficace in modo ottimale.

L'uso di approcci combinati nel trattamento delle malattie mentali offre quindi la possibilità di garantire una terapia più completa ed efficace che affronti la natura multifattoriale di questi disturbi.

Terapie alternative

Le terapie alternative nel trattamento delle malattie mentali possono essere un importante complemento ai metodi convenzionali come i farmaci e la psicoterapia. Di solito sono concepite per promuovere il benessere generale e possono affrontare sia gli aspetti fisici che quelli psicologici della salute. Mentre alcune terapie alternative sono state sottoposte a studi scientifici approfonditi, altre non hanno prove scientifiche rigorose della loro efficacia.

Le terapie alternative comprendono la meditazione mindfulness, l'agopuntura, i rimedi erboristici e le modifiche alla dieta. Inoltre, i metodi orientati al corpo, come lo yoga, il Tai Chi e il Qi Gong, sono molto popolari perché si concentrano sia sul corpo che sulla mente.

Le terapie alternative possono essere utili per una serie di sintomi come lo stress, l'ansia o la depressione lieve. Tuttavia, di solito non sono intese come un sostituto, ma come un complemento ai trattamenti convenzionali. Per le malattie mentali gravi o complesse, devono essere utilizzate solo in consultazione con un medico qualificato.

La scelta della forma alternativa di terapia appropriata deve sempre basarsi sulle esigenze individuali e sulla sintomatologia specifica del paziente. Non tutti i metodi sono adatti a tutti e talvolta la combinazione di più approcci risulta più efficace.

È importante tenere presente i possibili rischi ed effetti collaterali, soprattutto quando le forme di terapia alternativa vengono utilizzate in combinazione con i farmaci. Ad esempio, i preparati a base di erbe possono interagire con i farmaci e non tutte le forme di terapia alternativa sono adatte a tutte le persone.

I parenti possono spesso svolgere un ruolo di supporto nell'esplorazione e nell'utilizzo di terapie alternative. Possono incoraggiare a provare diversi metodi e aiutare a valutarne l'efficacia.

Nel complesso, le forme alternative di terapia offrono un'ulteriore possibilità di integrare il trattamento della malattia mentale e di aumentare il benessere del paziente. Tuttavia, devono essere utilizzate con cautela e, idealmente, in consultazione con il terapeuta o il medico curante.

Ultime ricerche e approcci sperimentali

Un'area di ricerca promettente è la genomica, in cui le informazioni genetiche di un individuo vengono utilizzate per sviluppare piani di trattamento personalizzati. L'obiettivo è migliorare l'efficacia e la sicurezza dei farmaci comprendendo meglio come le diverse persone rispondono a determinati trattamenti.

Con l'avvento dell'intelligenza artificiale e dell'apprendimento automatico, anche l'assistenza alla salute mentale si avvale sempre più di approcci basati sui dati. Queste tecnologie vengono utilizzate, tra l'altro, per il rilevamento precoce dei sintomi, la diagnosi e il monitoraggio dei progressi del trattamento.

Un'altra entusiasmante area di ricerca è rappresentata dalle tecniche di neuromodulazione, come la stimolazione magnetica transcranica (TMS) o la stimolazione cerebrale profonda (DBS). Questi metodi mirano a stimolare direttamente regioni cerebrali specifiche per alleviare i sintomi.

L'uso di sostanze psichedeliche come la psilocibina o l'LSD in contesti terapeutici controllati è un altro approccio sperimentale che sta prendendo piede. I primi studi mostrano risultati promettenti nel trattamento di depressione, disturbi d'ansia e PTSD.

Sono sempre più numerose anche le ricerche sull'influenza del microbioma intestinale sulla salute mentale. L'idea è che un cambiamento nella flora intestinale possa influenzare anche i sintomi della salute mentale.

Anche il ruolo dei familiari è sempre più oggetto di ricerca, al fine di sviluppare migliori modelli di supporto e approcci terapeutici per i membri della famiglia.

È importante tenere presente che molti di questi approcci sono ancora in fase sperimentale e necessitano di ulteriori ricerche per confermarne l'efficacia e la sicurezza. Chiunque sia interessato a questi trattamenti deve assolutamente parlarne con il proprio medico curante o terapeuta.

Obiettivi di trattamento a lungo e a breve termine

Gli obiettivi del trattamento delle malattie mentali possono variare a seconda del tipo di malattia, della gravità dei sintomi e delle esigenze individuali del paziente. In generale, tuttavia, possono essere suddivisi in obiettivi a breve e a lungo termine.

Gli obiettivi a breve termine si concentrano spesso sulla riduzione dei sintomi acuti e sulla stabilizzazione del paziente. Ciò include, ad esempio, la riduzione dei sintomi ansiosi o depressivi, il miglioramento del sonno o il controllo di comportamenti impulsivi o autolesionistici. La terapia farmacologica può spesso funzionare rapidamente in questa fase per controllare i sintomi acuti. Si possono utilizzare anche interventi psicoterapeutici a breve termine, come la terapia cognitivo-comportamentale, per fornire al paziente gli strumenti per affrontare i fattori di stress o i fattori scatenanti.

Gli obiettivi a lungo termine sono spesso più complessi e articolati. In questo caso, l'attenzione si concentra sul miglioramento sostenibile della qualità della vita e sul raggiungimento della massima indipendenza possibile. Ciò include il controllo a lungo termine dei sintomi, ma anche la gestione di problemi psicologici profondi o di esperienze traumatiche. Anche la promozione della competenza sociale e il miglioramento delle capacità relazionali sono aspetti importanti. Gli obiettivi a lungo termine possono includere anche il reinserimento professionale e lo sviluppo di prospettive di vita. Il trattamento può spaziare da procedure psicoterapeutiche a lungo termine a misure di riabilitazione.

È importante che i familiari comprendano gli obiettivi del trattamento, sia a breve che a lungo termine, per sostenere efficacemente la persona affetta dalla malattia. I familiari possono aiutare a monitorare i progressi e a contribuire all'attuazione degli obiettivi terapeutici.

Allineare gli obiettivi a breve e a lungo termine è un processo dinamico che richiede una stretta collaborazione tra il paziente, l'équipe terapeutica e i familiari. Un approccio integrato di questo tipo aumenta le probabilità di successo del trattamento.

Come i parenti possono sostenere

I parenti svolgono un ruolo spesso sottovalutato ma di enorme importanza nel processo di recupero delle persone affette da malattia mentale. Il loro sostegno può assumere molte forme e contribuire in modo significativo a migliorare la qualità della vita della persona affetta da malattia.

Un orecchio comprensivo e un sostegno emotivo sono spesso insostituibili. La certezza che ci sia qualcuno ad ascoltare e a mostrare comprensione può essere molto rassicurante per chi soffre. Ma attenzione: il sostegno emotivo non significa che si debba assumere il ruolo di terapeuta; l'aiuto professionale rimane indispensabile.

I parenti possono informarsi attivamente per comprendere meglio la malattia e le opzioni terapeutiche. Questo è importante non solo per avere a che fare direttamente con la persona affetta dalla malattia, ma anche per poter fornire una seconda opinione informata quando si va dal medico o si partecipa alle sedute di terapia.

Soprattutto all'inizio del trattamento, accompagnare le persone agli appuntamenti medici o terapeutici può essere di grande aiuto. Questo non solo rappresenta un segnale di sostegno, ma può anche aiutare a comprendere ed elaborare le informazioni mediche, spesso complesse.

A seconda della gravità della malattia, anche le attività quotidiane possono rappresentare una sfida. In questo caso, un aiuto pratico, ad esempio per fare la spesa o per le faccende domestiche, può essere di grande sollievo.

Infine, è fondamentale che i familiari si prendano cura anche della propria salute mentale. Assistere una persona malata di mente può essere emotivamente molto stressante. I familiari non dovrebbero quindi esitare a cercare un sostegno professionale, sia sotto forma di gruppi di parenti che di terapia personale.

Attraverso tutti questi diversi tipi di supporto, i familiari possono contribuire in modo significativo a promuovere il successo del trattamento e a migliorare in modo duraturo la qualità di vita della persona affetta da malattia.

Supporto emotivo

Il sostegno emotivo è una delle forme più importanti di supporto che i familiari possono fornire alle persone con malattia mentale. Può ridurre significativamente il peso psicologico della persona con malattia mentale e alleviare il senso di isolamento che spesso accompagna la malattia mentale. Il sostegno emotivo non si limita alla presenza o all'approvazione verbale, ma implica un legame profondo ed empatico e la comprensione delle sfide emotive e psicologiche affrontate dalla persona con malattia mentale.

Nel fare ciò, l'ascolto empatico e la dimostrazione di comprensione e accettazione sono fondamentali. È importante prendere sul serio la persona colpita e farle sentire che le sue emozioni ed esperienze sono valide. Questo può contribuire a rafforzare l'autostima della persona colpita e a darle la sicurezza di non essere sola nel suo processo di recupero.

Tuttavia, il sostegno emotivo può anche essere difficile ed emotivamente stressante per i familiari stessi. È un gioco di equilibri essere solidali ed empatici da un lato e mantenere i propri confini emotivi dall'altro. Pertanto, è altrettanto importante che i familiari si prendano cura della propria salute emotiva e, se necessario, cerchino un aiuto professionale per rafforzare la propria resilienza.

È inoltre importante rendersi conto che il supporto emotivo non può sostituire un trattamento psicologico professionale. Deve quindi essere sempre considerato un complemento alla terapia medica. Tuttavia, può essere estremamente utile per sostenere la persona che soffre a fare il primo passo verso la ricerca di un aiuto professionale e a continuare la terapia.

Nel complesso, il supporto emotivo può avere un impatto positivo significativo sul processo di guarigione, rafforzando la motivazione al trattamento, promuovendo la compliance ai piani terapeutici e migliorando la qualità di vita complessiva della persona affetta dalla malattia.

Comunicazione con i professionisti del settore medico

La comunicazione con i professionisti del settore medico è un altro aspetto cruciale in cui i familiari delle persone con malattia mentale possono svolgere un ruolo importante. Soprattutto nelle prime fasi della diagnosi e del successivo trattamento, la comunicazione tra medico, terapeuta e paziente può essere complessa e confusa. In questi momenti, i familiari possono svolgere un ruolo indispensabile come mediatori e sostenitori.

I parenti possono aiutare a comprendere e organizzare meglio le informazioni mediche scambiate durante la diagnosi e il trattamento. Possono porre domande che il paziente stesso potrebbe non osare fare o pensare. Possono anche aiutare a documentare informazioni importanti, come i programmi dei farmaci, i sintomi o i cambiamenti di comportamento che si verificano tra una visita e l'altra dal medico.

Inoltre, i parenti possono fungere da supporto morale durante le visite mediche. La semplice presenza di una persona familiare può alleviare le paure e le preoccupazioni del paziente e infondergli maggiore fiducia nei confronti del personale medico.

Anche i parenti possono svolgere un ruolo fondamentale nel processo decisionale, soprattutto quando si tratta di decisioni mediche importanti come la scelta del metodo di cura. Il loro punto di vista può fornire all'équipe di cura una visione aggiuntiva delle preferenze e delle preoccupazioni del paziente che altrimenti potrebbero essere trascurate.

Tuttavia, è importante che i familiari rispettino l'autonomia del paziente in questo processo. Pur svolgendo un ruolo di supporto, non devono prendere decisioni per il paziente a meno che non siano legalmente autorizzati a farlo.

D'altra parte, i familiari devono essere consapevoli di non essere esperti di medicina. Il loro obiettivo dovrebbe essere quello di facilitare il dialogo tra il paziente e l'équipe medica, non di dare consigli medici, a meno che non siano loro stessi qualificati in campo medico.

Idealmente, la comunicazione con i professionisti del settore medico forma una relazione triangolare in cui il paziente è al centro e il medico e i familiari fungono da attori di supporto. Questa forma di cooperazione può migliorare significativamente la qualità dell'assistenza medica e contribuire a un trattamento più efficace e umano della malattia mentale.

Riconoscere le situazioni di emergenza

Riconoscere le situazioni di emergenza nel contesto della malattia mentale è un'area particolarmente importante in cui i familiari possono svolgere un ruolo cruciale. Molte emergenze nel contesto della malattia mentale non sono così ovvie come, ad esempio, un braccio rotto o un attacco di cuore, e quindi è ancora più importante capire i segni e i sintomi che possono indicare un'emergenza. Questi possono essere, ad esempio, forti sbalzi d'umore, pensieri suicidi, allucinazioni, forte aggressività o addirittura crisi di astinenza.

Poiché i familiari sono spesso le persone che conoscono meglio la persona malata e che trascorrono più tempo con lei, di solito sono anche i primi a notare cambiamenti nel comportamento o nello stato mentale. Questo include l'osservazione dei segni di abuso di sostanze, di cambiamenti drastici nel comportamento o di altri potenziali fattori di rischio per un'emergenza acuta.

In queste situazioni, un'azione rapida è di grande importanza. I parenti devono sapere come cercare aiuto medico in caso di emergenza. Possono recarsi al servizio di emergenza psichiatrica o al pronto soccorso o, in casi estremi, fare una telefonata di emergenza.

Inoltre, è utile preparare in anticipo un piano di emergenza. Questo piano dovrebbe includere tutti i contatti importanti, come quelli dello psichiatra o dello psicoterapeuta curante, nonché un elenco dei farmaci che il paziente sta assumendo. Dovrebbe anche includere istruzioni per situazioni particolari, come ad esempio cosa fare se la persona soffre di pensieri suicidi.

Tuttavia, è anche importante che i familiari si tutelino. In alcuni casi, un'emergenza mentale può essere accompagnata da un comportamento aggressivo o irregolare.

In queste situazioni, è importante garantire la propria sicurezza prima di cercare di aiutare la persona malata.

In definitiva, riconoscere le situazioni di emergenza è un'abilità che richiede sia la conoscenza della malattia specifica sia una profonda comprensione della persona affetta dalla malattia. Si tratta di un compito difficile ma estremamente importante, per il quale i familiari dovrebbero affidarsi non solo al loro intuito ma anche a solide conoscenze mediche. Reagendo correttamente alle emergenze, i familiari possono non solo proteggere la persona malata da un pericolo immediato, ma anche influire positivamente a lungo termine sul suo processo di guarigione.

Consigli pratici per la vita quotidiana

I consigli pratici per la vita quotidiana possono essere particolarmente utili per i familiari di persone affette da malattie mentali, per facilitare la convivenza quotidiana e sostenere il trattamento e il recupero della persona affetta da malattia. Si tratta di un approccio olistico che tiene conto degli aspetti fisici, emotivi e psicologici.

L'obiettivo principale dovrebbe essere quello di strutturare la giornata. Una routine chiara può aiutare la persona a sentirsi più sicura e protetta. Questa routine può includere cose semplici come condividere i pasti o fare una passeggiata. È importante mantenere la flessibilità in modo che la persona non si senta limitata.

La salute fisica è importante quanto quella mentale. Le attività sportive o il semplice esercizio all'aria aperta possono avere un effetto positivo sullo stato mentale. I parenti possono avere un effetto motivante e, ad esempio, suggerire o organizzare attività comuni.

Il supporto emotivo non deve essere sottovalutato. I parenti devono mantenere una comunicazione aperta e mostrare comprensione ed empatia. Tuttavia, bisogna fare attenzione a non dare alla persona malata la sensazione di essere trattata con condiscendenza o controllata. L'ascolto empatico può spesso essere più utile dei consigli ben intenzionati.

In molti casi, può essere opportuno ricorrere all'aiuto di professionisti come infermieri o terapisti, soprattutto se la malattia è molto grave o se i familiari si sentono sopraffatti. Questi professionisti possono alleviare il peso non solo della persona malata ma anche dei familiari, migliorando così la dinamica familiare.

Anche la pianificazione finanziaria è un aspetto da considerare. Le cure per le malattie mentali possono spesso essere costose ed è importante avere una chiara visione delle risorse disponibili. In alcuni casi sono previsti aiuti statali o borse di studio per il trattamento e vale la pena di esplorare queste opzioni.

Anche la cura di sé da parte dei familiari è importante. Affrontare una malattia mentale in famiglia può essere molto stressante e, senza un'adeguata cura di sé, anche i familiari possono rischiare di ammalarsi mentalmente o fisicamente. Le tecniche di rilassamento, le attività ricreative o semplicemente il tempo dedicato a se stessi possono aiutare a rafforzare la propria capacità di recupero.

Tenendo conto di tutti questi aspetti, si può migliorare non solo la qualità della vita del malato, ma anche l'intero ambiente familiare. Si tratta di trovare un equilibrio tra il sostegno alla persona malata e la cura di se stessi. Con una strategia ben ponderata e priorità chiare, i familiari possono svolgere un ruolo di sostegno e di guarigione nella vita delle persone con malattia mentale.

Affrontare ricadute e crisi

Affrontare le ricadute e le crisi è uno dei compiti più impegnativi per i familiari di persone con malattia mentale. Queste fasi possono essere molto stressanti non solo per la persona affetta da malattia, ma anche per i familiari e gli amici. La complessità di queste situazioni richiede una strategia ben ponderata che gestisca la crisi immediata e includa misure preventive per il futuro.

Innanzitutto, è importante riconoscere tempestivamente i segnali di una crisi imminente. Come già detto, i familiari sono spesso i primi a notare i cambiamenti di comportamento o il peggioramento dei sintomi. Il riconoscimento precoce consente un intervento più rapido e può ridurre la gravità della crisi. Sintomi come drastici cambiamenti di comportamento, forte ansia o panico, disorientamento, ma anche segni di autolesionismo o suicidalità sono seri segnali di allarme.

In caso di ricaduta o di crisi acuta, non bisogna esitare a cercare un aiuto professionale. Questo può includere recarsi al pronto soccorso, contattare il medico curante o il terapeuta o, nel peggiore dei casi, fare una chiamata d'emergenza. In queste situazioni può essere utile un piano d'emergenza già pronto, contenente tutti i contatti importanti e le informazioni mediche.

Durante la crisi è importante garantire la sicurezza fisica ed emotiva. Ciò può significare rimuovere gli oggetti pericolosi dall'ambiente o parlare in modo rassicurante alla persona che soffre. Tuttavia, è necessaria una certa cautela: Non bisogna molestare o mettere alle strette la persona che soffre, perché questo potrebbe peggiorare i sintomi.

Una volta superata la crisi immediata, i familiari e il paziente devono analizzare gli eventi insieme ai professionisti che li hanno curati. Cosa ha portato alla crisi? Quali misure preventive si possono adottare per evitare crisi future? In molti casi, può essere necessario un adeguamento dei farmaci o della strategia terapeutica.

Le ricadute e le crisi possono rappresentare un enorme carico emotivo per i familiari. È quindi essenziale prendersi cura anche della propria salute mentale. Gruppi di sostegno, terapia o semplicemente parlare con gli amici possono essere un valido aiuto per rafforzare la propria capacità di recupero.

In breve, affrontare le ricadute e le crisi è un processo continuo che richiede attenzione, preparazione e forza emotiva. I familiari svolgono un ruolo importante non solo nella gestione della crisi immediata, ma anche nella strategia a lungo termine per prevenire ulteriori ricadute. Attraverso una combinazione di misure preventive, interventi rapidi e analisi successive, i familiari possono contribuire a ridurre al minimo l'impatto delle ricadute e delle crisi e a sostenere il malato nel percorso di recupero.

Cura di sé per i familiari

La cura di sé per i familiari di persone affette da malattie mentali è un aspetto spesso trascurato ma importante per affrontare queste sfide complesse. Il carico psicologico sui familiari può essere enorme, poiché spesso devono affrontare emozioni forti come la paura, il senso di colpa, la disperazione e persino il dolore. Per questo motivo, la cura di sé non è solo un'opzione, ma una necessità.

Un primo passo importante verso la cura di sé è la consapevolezza dei propri limiti. Può essere facile concentrarsi troppo sui bisogni della persona malata e trascurare i propri. Questo non solo è dannoso per la propria salute, ma può anche limitare la capacità di fornire un supporto efficace. È quindi importante fermarsi regolarmente e porsi domande come: "Come sto oggi? Di cosa ho bisogno per sentirmi rigenerato e sostenuto?".

Prendersi del tempo per se stessi è un'altra importante strategia di autocura. Che si tratti di una breve passeggiata per allontanarsi dall'atmosfera stressante di casa o di una vacanza più lunga per rigenerarsi fisicamente ed emotivamente, questi momenti di pausa sono essenziali. Non solo offrono l'opportunità di rilassarsi, ma anche di riflettere e rivalutare il proprio ruolo e i compiti da svolgere.

Anche l'aiuto professionale sotto forma di terapia o consulenza può essere una parte importante della cura di sé. I professionisti possono fornire una visione preziosa delle sfide di salute mentale affrontate dai familiari e possono suggerire strategie di coping specifiche. Inoltre, molte comunità e organizzazioni offrono gruppi di sostegno specifici per i familiari di persone affette da malattie mentali. In questi gruppi si possono condividere esperienze, ricevere consigli e semplicemente sentirsi compresi, il che a sua volta rafforza la propria resilienza.

Un altro fattore è il mantenimento di relazioni sociali al di fuori del contesto familiare. Le amicizie e le attività sociali offrono un gradito cambiamento e possono aiutare a mantenere la propria identità al di là del ruolo di parente. Inoltre, rappresentano un'importante fonte di sostegno emotivo e possono aiutare a rompere l'isolamento, spesso stressante, che i familiari possono sperimentare.

In definitiva, la cura di sé è un processo continuo e consapevole. Le strategie devono essere flessibili e adattarsi alle mutevoli esigenze e sfide. Grazie a un'efficace autocura, i familiari non solo possono migliorare il proprio benessere, ma sono anche in grado di fornire il sostegno e l'assistenza necessari alle persone di cui si prendono cura.

Gestione dello stress

La gestione dello stress per i familiari di persone affette da malattie mentali è particolarmente importante, poiché spesso si trovano ad affrontare una serie di sfide emotive e fisiche. I familiari non solo si preoccupano del benessere del familiare malato, ma spesso hanno l'onere di coordinare gli appuntamenti medici, di gestire i farmaci e di comunicare con i vari operatori sanitari. Tutti questi fattori possono causare un notevole stress che, se non gestito, può portare al burnout e a ulteriori problemi di salute.

Una delle tecniche più efficaci per la gestione dello stress è la pratica della mindfulness. Attraverso la mindfulness, le persone care imparano a osservare i propri pensieri e sentimenti senza giudicare. Questo può aiutare a smorzare gli alti e bassi emotivi e a creare una certa distanza dagli eventi che causano stress. Pratiche come la respirazione profonda, la meditazione e perfino le passeggiate consapevoli possono essere tranquillizzanti nei momenti di stress.

Inoltre, i familiari possono utilizzare tecniche come la gestione del tempo e la definizione delle priorità per aiutare a gestire lo stress quotidiano. Creare un'agenda chiara per la settimana, che includa tutti gli appuntamenti medici, le somministrazioni di farmaci e altri impegni, può aiutare a ridurre la sensazione di essere sopraffatti. È utile anche programmare tempi specifici per il riposo e il relax, in modo che lo stress non prenda il sopravvento.

L'esercizio fisico è un altro modo efficace per ridurre lo stress. Anche un semplice esercizio fisico, come una passeggiata di 30 minuti, può abbassare l'ormone dello stress, il cortisolo, e rilasciare endorfine, che agiscono come elevatori naturali dell'umore. Un'attività fisica regolare non solo aiuta a gestire lo stress, ma promuove anche la salute generale, il che è particolarmente importante dato che i familiari spesso trascurano se stessi mentre si prendono cura degli altri.

Anche il supporto professionale di psicoterapeuti o consulenti esperti in salute mentale può essere prezioso per sviluppare strategie di gestione dello stress. Possono suggerire tecniche specifiche basate sulle esigenze individuali e sulle dinamiche familiari uniche.

È inoltre fondamentale avere una rete di supporto. Che si tratti di altri familiari, amici o gruppi di sostegno, la condivisione con persone che hanno vissuto esperienze simili può essere di grande sollievo. A volte la semplice sensazione di non essere soli è già un potente rimedio allo stress.

In linea di massima, la gestione dello stress per i familiari non è un compito da svolgere una volta sola, ma un processo continuo che richiede uno sforzo consapevole. Ma questi sforzi sono necessari non solo per gestire i livelli di stress, ma anche per migliorare la qualità del supporto che può essere fornito al familiare malato.

Riconoscere i propri bisogni emotivi

Riconoscere e affrontare i propri bisogni emotivi è fondamentale per i familiari di persone con malattia mentale. Nel ruolo di sostenitore, può facilmente accadere che i propri bisogni e il proprio benessere passino in secondo piano mentre si cerca di essere presenti per il familiare malato. A lungo andare, però, questo può portare all'esaurimento emotivo, alla rassegnazione e persino al cosiddetto burnout del caregiver.

I primi passi includono l'autoriflessione, che significa prendersi consapevolmente del tempo per identificare i propri sentimenti e bisogni. Ci si può chiedere: "Come mi sento veramente in questa situazione?" o "Di cosa ho bisogno per sentirmi emotivamente equilibrato?". Può anche essere utile tenere un diario per annotare pensieri e sentimenti e identificare gli schemi.

Un altro aspetto importante è la comunicazione di questi bisogni. Questo può avvenire all'interno della famiglia, ma anche nelle relazioni professionali, come quelle con terapeuti o medici. Una comunicazione aperta e onesta non solo aiuta a comprendere meglio i propri sentimenti, ma permette anche agli altri di capire meglio come essere di supporto.

Può anche essere utile cercare un sostegno professionale. Terapeuti o consulenti esperti in salute mentale possono offrire strumenti per comprendere e gestire meglio i propri bisogni emotivi. Inoltre, possono aiutare a stabilire confini chiari per proteggere il proprio benessere e quello del parente malato.

Anche la partecipazione a gruppi di sostegno può essere preziosa. Si tratta di un'opportunità per condividere esperienze e strategie con altre persone che si trovano in situazioni simili. A volte il solo sapere di non essere soli è un immenso sollievo emotivo.

È altrettanto importante creare uno spazio per la cura di sé. Questo può essere fatto attraverso hobby, incontri con amici o semplici tecniche di rilassamento. Investire nella propria salute emotiva non è egoistico: è necessario per poter fornire un sostegno efficace agli altri.

Riconoscere e affrontare i propri bisogni emotivi è un processo continuo. Richiede consapevolezza di sé e misure proattive, ma i benefici sono significativi. Prendendosi cura del proprio benessere emotivo, si sarà maggiormente in grado di essere presenti per il parente malato di mente senza trascurare se stessi.

Definizione di limiti e autoprotezione

La definizione dei confini e l'autoprotezione sono elementi cruciali nel sostegno ai familiari di persone affette da malattie mentali. Le sfide poste da queste malattie possono essere stressanti sia dal punto di vista fisico che emotivo. Pertanto, è essenziale stabilire confini chiari per proteggersi dal sovraccarico di lavoro e dall'esaurimento emotivo.

Stabilire dei limiti significa comunicare chiaramente ciò che si può o non si può fare. Questo include sia il tempo che le capacità emotive. Ad esempio, si potrebbe chiarire che si è disposti ad accompagnare il medico ma non si può assumere l'intero coordinamento delle cure mediche. Allo stesso modo, si potrebbe specificare che si vuole essere un supporto emotivo, ma non si può o non si vuole agire nel ruolo di terapeuta. I confini possono essere anche fisici, ad esempio quando si ha bisogno di distanza o non si vogliono tollerare certi comportamenti.

L'autoprotezione va di pari passo con la definizione di limiti. Si tratta di misure adottate per mantenere la propria salute fisica e mentale. Ciò include pause regolari, tempo per riposare e rilassarsi, ma anche la ricerca di un aiuto professionale. L'autoprotezione può anche significare rimanere consapevolmente fuori da certe dinamiche o conflitti che potrebbero essere potenzialmente dannosi per la propria salute mentale.

Un altro aspetto dell'autoprotezione è la revisione costante dei propri confini. Poiché le situazioni e le esigenze possono cambiare, è utile riflettere regolarmente se i limiti stabiliti una volta sono ancora attuali e appropriati. Può essere utile parlare con terapeuti, consulenti o altri parenti che si trovano in situazioni simili per discutere le prospettive e le possibili strategie di adeguamento dei propri confini.

La definizione dei confini e l'autoprotezione non sono azioni una tantum, ma un processo continuo. Richiedono una continua auto-riflessione e la volontà di comunicare chiaramente le proprie esigenze. All'inizio può risultare scomodo, soprattutto se si ha la sensazione di dover essere costantemente a disposizione del proprio congiunto malato. A lungo termine, tuttavia, è proprio questa autoprotezione che contribuisce a fornire un sostegno sostenibile ed efficace come parente senza mettere a rischio la propria salute.

Gruppi di sostegno e centri di consulenza

I gruppi di sostegno e i centri di consulenza svolgono spesso un ruolo centrale nel fornire supporto ai familiari di persone affette da malattia mentale. Queste risorse forniscono un contesto in cui i familiari possono sentirsi sicuri e compresi, oltre a fornire informazioni preziose ed esempi di pratiche.

I gruppi di sostegno offrono solitamente un modello di supporto tra pari, in cui i membri della famiglia possono incontrarsi in un contesto di fiducia e condividere le proprie esperienze e sfide. Questo tipo di sostegno collettivo presenta diversi vantaggi. In primo luogo, offre un sostegno emotivo da parte di persone che stanno vivendo o hanno vissuto esperienze simili. In secondo luogo, permette di scambiare suggerimenti e consigli concreti su come affrontare le sfide che la malattia mentale pone nella vita quotidiana e nelle dinamiche relazionali. In terzo luogo, i gruppi di sostegno possono creare un senso di comunità e di coesione che allevia l'isolamento e la sopraffazione che spesso si provano.

I centri di consulenza sono solitamente istituzioni professionali che offrono una serie di servizi. Possono spaziare dal materiale informativo e di orientamento alle sessioni di consulenza personale e ai servizi di terapia. Uno dei principali vantaggi dei centri di consulenza è la loro competenza specialistica. I professionisti possono offrire consigli e soluzioni mirate e accedere a un'ampia gamma di risorse per rispondere alle esigenze e alle situazioni individuali. Possono anche aiutare a indirizzare verso altri servizi, come quelli terapeutici o l'assistenza finanziaria.

Sia i gruppi di sostegno che i centri di consulenza possono esistere online o in forma fisica. Le piattaforme online hanno il vantaggio di essere facilmente accessibili e possono offrire un'ampia gamma di risorse, dai forum di discussione ai webinar e agli articoli professionali. Gli incontri fisici, invece, offrono il vantaggio dell'interazione umana diretta, che per molte persone consente un sostegno emotivo più profondo.

Di norma, una combinazione di entrambi gli approcci, ossia l'utilizzo di gruppi di sostegno e di centri di consulenza, è il modo più efficace per costruire una rete di sostegno completa. Si può valutare individualmente quale formato e tipo di supporto sia più adatto alle proprie esigenze e circostanze.

Considerazioni legali ed etiche

Nel contesto legale, i parenti si trovano spesso ad affrontare questioni relative alla tutela, all'assistenza o alla procura per le decisioni mediche. In alcuni casi, può essere necessario intraprendere un'azione legale per garantire le cure mediche necessarie, soprattutto se la persona interessata non è in grado di prendere decisioni appropriate. È quindi consigliabile informarsi tempestivamente sulle opzioni e sui requisiti legali nella rispettiva giurisdizione. Gli avvocati specializzati in diritto sanitario o di famiglia possono fornire un valido supporto in questo senso.

Anche le considerazioni etiche giocano un ruolo importante. Una di queste è il rispetto dell'autonomia e della dignità della persona affetta dalla malattia. Anche se un parente è legalmente autorizzato a prendere decisioni per conto della persona colpita, rimangono questioni etiche relative al consenso e al benessere della persona colpita. Ad esempio, come si affrontano le situazioni in cui il trattamento desiderato dalla persona colpita è in conflitto con le raccomandazioni mediche o con le convinzioni dei familiari?

Un'altra questione etica è il mantenimento della riservatezza. Sebbene lo scambio di informazioni tra parenti e personale medico sia spesso fondamentale per la qualità delle cure, esistono anche dei limiti alla condivisione di informazioni personali e mediche. I medici e gli altri operatori sanitari sono vincolati da requisiti legali ed etici di riservatezza del paziente. È quindi importante avere accordi chiari su quali informazioni possono o non possono essere condivise.

Per i pazienti affetti da disturbi mentali, la questione del rilascio della riservatezza può essere particolarmente delicata. A causa della natura della loro malattia, possono trovarsi in una posizione vulnerabile che rende difficile comprendere appieno le implicazioni di una tale decisione. Pertanto, è necessaria una particolare attenzione da parte dell'équipe terapeutica per garantire che la decisione di rilasciare la riservatezza sia nel migliore interesse del paziente e che quest'ultimo abbia avuto sufficienti opportunità di riflettere sulla decisione.

In definitiva, tutte le considerazioni legali ed etiche riguardano la ricerca di un approccio equilibrato tra la protezione della persona interessata e il sostegno dei familiari. Questo può essere complesso e spesso richiede un attento bilanciamento di diritti, responsabilità e principi etici. In queste situazioni, gli organismi di consulenza etica, la consulenza legale e gli scambi con altri familiari in situazioni simili possono fornire una guida preziosa.

Diritti dei pazienti

I diritti dei pazienti sono un elemento fondamentale dell'assistenza sanitaria e di particolare importanza nella cura delle persone con malattia mentale. Questi diritti includono, tra gli altri, il diritto al consenso informato, alla privacy e alla riservatezza, alla dignità e al rispetto e a un'assistenza medica adeguata.

Il diritto al consenso informato stabilisce che i pazienti hanno il diritto di essere informati in modo esauriente sulla loro diagnosi, sulle opzioni terapeutiche, sui potenziali rischi e sugli effetti collaterali prima di acconsentire al trattamento. Nel caso della malattia mentale, questo può essere complicato, soprattutto se la persona non è in grado di prendere decisioni informate durante una fase acuta della malattia. In questi casi, possono entrare in gioco strumenti legali come tutele o procure mediche per garantire la salvaguardia degli interessi del paziente. Tuttavia, la dimensione etica, in particolare la ricerca del ripristino della capacità decisionale della persona interessata, deve essere sempre tenuta in considerazione.

Il diritto alla privacy e alla riservatezza protegge le informazioni personali e mediche del paziente. Il personale medico è eticamente e legalmente obbligato a mantenere riservate queste informazioni. I parenti si trovano di fronte alla sfida di soddisfare le esigenze di informazione per un sostegno ottimale della persona interessata, da un lato, e di rispettare la privacy e l'autonomia del paziente, dall'altro.

Il diritto alla dignità e al rispetto è un principio etico fondamentale e significa che ogni paziente deve essere trattato con dignità, indipendentemente dalla natura o dalla gravità della sua malattia. Per i familiari delle persone affette da malattia mentale, ciò significa che devono essere percepiti come partner nel processo di cura e che il loro contributo e le loro preoccupazioni devono essere presi sul serio.

Il diritto a un'assistenza medica appropriata comprende non solo il trattamento professionale della rispettiva malattia, ma anche la considerazione dell'intera situazione di vita del paziente, comprese le sue esigenze sociali, psicologiche e fisiche.

La conoscenza e la comprensione dei diritti dei pazienti sono essenziali affinché i familiari possano fornire un sostegno efficace e agire come difensori. Allo stesso tempo, consentono ai familiari di riconoscere i limiti del loro ruolo nel processo di cura e di gestire meglio i conflitti etici. In caso di ambiguità o conflitto sui diritti dei pazienti, può essere utile una consulenza legale o una consultazione con i comitati etici.

Protezione dei dati e riservatezza

La protezione dei dati e la riservatezza sono altri aspetti dell'assistenza medica e sono particolarmente rilevanti nel contesto della malattia mentale. Poiché vengono scambiate informazioni sensibili sullo stato di salute, sul trattamento e sulla situazione personale, è necessario osservare rigorose norme sulla protezione dei dati. Ciò riguarda sia l'interazione tra il personale medico e i pazienti sia la comunicazione tra i familiari e i fornitori di servizi medici.

In questo contesto, la protezione dei dati si riferisce all'archiviazione, alla trasmissione e all'elaborazione sicura dei dati dei pazienti. Il personale medico è tenuto a rispettare i requisiti di legge che regolano il trattamento dei dati dei pazienti. Ad esempio, le informazioni sanitarie non possono essere divulgate a terzi senza il consenso del paziente, a meno che non vi sia un obbligo legale in tal senso. Per impedire l'accesso non autorizzato ai dati dei pazienti vengono utilizzate misure tecniche di sicurezza, come la trasmissione criptata dei dati e i database protetti.

La riservatezza riguarda il rapporto personale tra il paziente, i suoi familiari e i medici o i terapeuti che lo curano. I medici sono eticamente e legalmente obbligati a mantenere riservate tutte le informazioni affidate loro nel corso del trattamento. Questo serve a proteggere la privacy del paziente ed è fondamentale per il successo del rapporto terapeuta-paziente, che si basa sulla fiducia.

Per i parenti, questo obbligo di riservatezza può rappresentare una sfida, soprattutto se sono attivamente coinvolti nella cura del paziente o se devono prendere decisioni nell'interesse del paziente stesso. In molti casi, è possibile che il paziente dia il consenso alla condivisione di alcune informazioni con i familiari per facilitare la loro comunicazione con gli operatori sanitari. Il consenso dovrebbe essere scritto e specificare esattamente quali informazioni possono essere condivise e in quali circostanze. In assenza di tale consenso, i familiari devono affrontare il difficile compito di fornire il miglior supporto possibile senza avere accesso a importanti informazioni mediche.

È quindi importante che i familiari siano consapevoli sia dei propri diritti sia degli obblighi legali ed etici del personale medico in relazione alla protezione dei dati e alla riservatezza. In casi complessi o controversi, consultare un avvocato o un comitato etico può essere utile per trovare il giusto equilibrio tra la necessità di informare e la protezione della privacy del paziente.

Tutela e assistenza

La tutela e l'assistenza sono strumenti giuridici che possono svolgere un ruolo importante nella cura delle persone affette da malattie mentali. Entrambi gli strumenti sono concepiti per proteggere le persone che, a causa della loro malattia o di altre menomazioni, non sono più in grado di gestire autonomamente determinati affari. Consentono a un rappresentante legale di prendere decisioni per conto della persona in cura o assistita in alcuni ambiti di vita prestabiliti. Può trattarsi di questioni finanziarie, di salute o di altre questioni personali.

La tutela è spesso rivolta ai minori, ma può essere utilizzata anche per gli adulti, soprattutto se sono permanentemente incapaci. Gli accordi di tutela sono solitamente più rigidi e conferiscono al tutore ampi poteri decisionali.

La supervisione è più flessibile. In una tutela, un tutore viene nominato per specifiche aree di responsabilità, come l'assistenza sanitaria, la cura dei beni o la determinazione della residenza. Il tutore non ha automaticamente un potere decisionale completo, ma è limitato alle aree per le quali è stata ordinata la tutela dal tribunale.

Per i familiari, l'assunzione della tutela o dell'assistenza comporta sia opportunità che sfide. Da un lato, permette di agire nell'interesse della persona interessata, soprattutto se questa è temporaneamente o permanentemente incapace di prendere decisioni appropriate. D'altra parte, si tratta di una grande responsabilità che non solo richiede tempo ed energia, ma può anche essere emotivamente stressante.

L'assistente o il tutore deve coordinarsi regolarmente con il personale medico, le autorità e le altre istituzioni e spesso è l'interfaccia tra la persona interessata e il sistema sociale e medico. In ogni caso, l'assistente o il tutore è tenuto ad agire nell'interesse della persona interessata e a tenere conto dei suoi desideri e delle sue esigenze, per quanto noto e possibile.

È importante che i familiari che prendono in considerazione la tutela o l'assistenza si informino in modo esauriente sul quadro giuridico e sugli obblighi. Possono ricevere assistenza da avvocati, associazioni di assistenza o servizi sociali. Inoltre, è opportuno discutere la possibilità di una tutela o di un'assistenza in dialogo con la persona interessata e con l'équipe medica, al fine di garantire la migliore assistenza possibile.

Capacità decisionale e consenso al trattamento

La capacità decisionale e il consenso alle cure sono concetti fondamentali nell'assistenza sanitaria, in particolare nel contesto della malattia mentale. La capacità decisionale (definita anche "sanità mentale" o "capacità") è la capacità di una persona di comprendere il significato e le conseguenze di un trattamento o di un intervento medico e di prendere una decisione informata al riguardo.

Il consenso alle cure è un requisito etico e legale. Presuppone che il paziente sia in grado di comprendere le informazioni rilevanti per il suo trattamento, di soppesarle adeguatamente e di prendere una decisione su questa base. Il medico curante ha il dovere di informare il paziente in modo esauriente sul trattamento previsto, sulle possibili alternative e sui rischi e le opportunità associati. Solo dopo questa informazione e se il paziente ha la capacità di decidere, può dare il suo consenso. Se il paziente non dà il suo consenso, il trattamento è generalmente illegale e può avere conseguenze penali e civili.

Nel contesto della malattia mentale, la capacità di prendere decisioni può essere limitata. Questo può essere sia temporaneo che permanente. Per esempio, un paziente acutamente psicotico può essere momentaneamente incapace di comprendere le implicazioni di una decisione terapeutica, mentre questa capacità può essere ripristinata dopo una stabilizzazione con farmaci.

Per i familiari, la questione della capacità decisionale e del consenso si presenta spesso particolarmente difficile. Si trovano in bilico tra il desiderio di aiutare il familiare malato e l'incertezza di sapere se la persona stessa sia in grado di prendere una decisione consapevole. In questi casi può rendersi necessaria un'assistenza legale temporanea o permanente. In questo caso, il tutore legale assume alcuni compiti, come l'assistenza sanitaria, per la persona interessata. Tuttavia, ciò avviene sempre con la riserva di interferire il meno possibile con l'autonomia della persona interessata.

Coinvolgere i familiari nel processo di consenso informato è spesso utile, in quanto possono fornire ulteriori prospettive e informazioni. Tuttavia, è importante che non prendano decisioni al posto del paziente, a meno che non siano legalmente autorizzati a farlo. Anche in questi casi, l'obiettivo principale è quello di far rispettare la volontà del paziente, se è possibile accertarla.

Affrontare la discriminazione e la disparità di trattamento

Affrontare la discriminazione e la disparità di trattamento è purtroppo un aspetto importante della vita delle persone con malattia mentale e delle loro famiglie.

La discriminazione può assumere molte forme, dal pregiudizio e dalle supposizioni stereotipate alla vera e propria esclusione e allo svantaggio in diversi ambiti della vita, come il lavoro, l'istruzione e l'assistenza sanitaria.

I parenti possono svolgere un ruolo fondamentale nella difesa, nella sensibilizzazione e nell'educazione dei diritti del familiare affetto da malattia. È importante che si familiarizzino sia con i diritti specifici della persona colpita sia con le leggi e i regolamenti generali contro la discriminazione. La conoscenza della situazione giuridica può aiutare i familiari a intraprendere azioni concrete ed efficaci contro la discriminazione e la disparità di trattamento.

I familiari possono anche essere attivi nella sensibilizzazione e nell'educazione dell'ambiente sociale. Possono parlare con gli insegnanti, i datori di lavoro e il personale medico per sensibilizzare sulle esigenze e le sfide specifiche del familiare malato. In alcuni casi, per affrontare la discriminazione può essere utile rivolgersi a servizi di consulenza specializzati o ricorrere alla mediazione.

Inoltre, è fondamentale essere emotivamente solidali con la persona colpita. La discriminazione può causare profonde ferite psicologiche e aggravare le malattie mentali esistenti. In questo caso, è spesso utile mantenere una comunicazione aperta e offrire alla persona colpita una piattaforma dove poter condividere le proprie esperienze e i propri sentimenti.

È altrettanto importante che i familiari si proteggano dagli effetti emotivamente stressanti della discriminazione. Ciò può essere ottenuto costruendo una rete di supporto di amici, familiari e professionisti, nonché cercando un aiuto professionale come la consulenza psicologica o i gruppi di auto-aiuto.

Nel complesso, affrontare la discriminazione e la disparità di trattamento è un'impresa complessa e spesso impegnativa che richiede una profonda comprensione degli aspetti emotivi e legali. Tuttavia, attraverso un'azione proattiva, la sensibilizzazione e l'educazione, i familiari possono svolgere un ruolo importante nella lotta a questi problemi, contribuendo così a migliorare la qualità di vita del familiare malato.

La strada da percorrere: speranza e resilienza

La strada da percorrere per i familiari di persone affette da malattia mentale è spesso un processo difficile. È qui che i concetti di speranza e resilienza giocano un ruolo cruciale.

La speranza è la convinzione fondamentale che un futuro migliore sia possibile, anche se la situazione attuale sembra stressante e incerta. La resilienza è la capacità di riprendersi dalle battute d'arresto e di andare avanti nonostante le circostanze avverse. Entrambi i fattori sono estremamente importanti per la salute emotiva e psicologica dei propri cari.

La speranza può manifestarsi in forme diverse. A volte è sufficiente riconoscere i progressi del familiare malato, anche se sembrano piccoli. Può essere che la persona abbia avuto una buona giornata, che tolleri bene i farmaci o che abbia ottenuto un piccolo successo nella terapia. Dare importanza a questi progressi può alimentare la speranza che sia possibile un miglioramento della qualità di vita della persona malata, e quindi dell'intera famiglia.

La resilienza è un'abilità che sia i familiari sia i malati possono sviluppare nel tempo. Spesso si tratta di strategie pratiche per affrontare lo stress, come esercizi di respirazione, attività fisica o sostegno sociale. Ma la resilienza si riferisce anche allo sviluppo di un modello di pensiero realistico e flessibile. Ciò significa riconoscere le sfide, ma anche accettare che non tutti i problemi possono essere risolti immediatamente o completamente. Il pensiero resiliente permette di vedere le difficoltà come parte della vita che può essere superata, piuttosto che come ostacoli insormontabili.

Un altro aspetto che rientra nel contesto della speranza e della resilienza è la capacità di autocura. I parenti sono spesso così concentrati sul benessere del familiare malato da trascurare le proprie esigenze. Lo sviluppo di strategie di autocura - come pause regolari, hobby e attività sociali - è quindi fondamentale per la propria salute mentale e la propria resilienza.

La speranza e la resilienza sono quindi componenti fondamentali per il futuro dei familiari di persone affette da malattia mentale. Questi concetti possono non solo aiutare i familiari ad affrontare meglio le sfide attuali, ma anche a creare un futuro più forte, resiliente e pieno di speranza per loro stessi e per i loro cari.

Strategie per promuovere la resilienza delle persone colpite e dei familiari

Promuovere la resilienza nelle persone affette da malattie mentali e nelle loro famiglie è un passo importante per poter affrontare meglio le sfide e lo stress che queste malattie comportano. Esistono diverse strategie che possono aiutare sia i malati che le loro famiglie a rafforzare la loro resilienza.

Comprendendo la malattia mentale e le sue opzioni di trattamento, è possibile rafforzare il senso di controllo e quindi la resilienza. Ciò include la conoscenza di come lo stress e altri fattori possono influenzare la malattia e come contrastarli attivamente.

Una solida rete sociale è preziosa per la salute mentale. Sia i malati che i parenti dovrebbero quindi cercare di mantenere le relazioni e cercare attività sociali che facciano bene. È anche utile unirsi a un gruppo di sostegno o cercare una consulenza professionale.

Anche la capacità di riconoscere, comprendere e gestire efficacemente le proprie emozioni e quelle degli altri può contribuire alla resilienza. Le tecniche di mindfulness possono aiutare a diventare più consapevoli dei propri pensieri e sentimenti e a ridurre lo stress.

Le persone resilienti sono spesso flessibili nel loro modo di pensare e capaci di adattarsi a situazioni nuove o difficili. Questo significa anche vedere gli insuccessi come opportunità per imparare e crescere, piuttosto che come un fallimento definitivo.

Una visione positiva della vita può aumentare la resistenza allo stress e alle tensioni. Ciò non significa ignorare la realtà o banalizzare i problemi gravi, ma piuttosto concentrarsi sulle soluzioni e sui successi piuttosto che sugli errori e sugli ostacoli.

Prendersi cura del proprio benessere attraverso un'attività fisica regolare, un sonno e un'alimentazione adeguati può svolgere un ruolo cruciale nel rafforzare la resilienza personale. Il tempo per il relax e lo svago è importante quanto gli impegni verso gli altri.

Queste strategie possono essere utilizzate singolarmente o in combinazione e devono essere adattate in base alle esigenze e alle sfide individuali. La chiave è integrare attivamente e consapevolmente nella vita quotidiana le strategie che aiutano a rafforzare la propria resilienza e quella del familiare malato.

La psicologia positiva e le sue applicazioni

La psicologia positiva è una branca della psicologia che si concentra sugli aspetti positivi dell'esperienza e del comportamento umano, come felicità, gratitudine, resilienza, ottimismo e prosperità. Esplora come le persone e le comunità possano prosperare. Piuttosto che concentrarsi esclusivamente sui disturbi mentali e sul loro trattamento, la psicologia positiva cerca i modi in cui le persone possono migliorare il loro benessere e condurre una vita più soddisfacente. Ciò può essere particolarmente importante per i familiari di persone affette da malattie mentali, che spesso soffrono di stress e tensione.

- **Rafforzare la resilienza**: la psicologia positiva può aiutare a rafforzare la resilienza dei familiari attraverso la formazione all'ottimismo, agli esercizi di gratitudine e alla capacità di risolvere i problemi.
- **Migliorare la qualità della relazione**: metodi come la pratica dell'empatia e dell'ascolto attivo possono contribuire a migliorare la qualità della relazione con il parente malato.

- **Cura di sé e benessere**: Applicando concetti come l'esperienza del flusso e l'identificazione dei punti di forza personali, i familiari possono imparare a proteggere se stessi mentre si prendono cura degli altri.
- **Gestione dello stress**: tecniche come gli esercizi di mindfulness e le pratiche di meditazione, spesso enfatizzate dalla psicologia positiva, possono aiutare a ridurre lo stress e a gestire meglio il carico emotivo associato all'assistenza di un parente malato di mente.
- **Trasmettere speranza e ottimismo**: concentrandosi sulle emozioni positive e sulle prospettive future, i familiari possono essere motivati a superare le sfide del caregiving e a sviluppare una prospettiva più positiva per il futuro.
- **Rafforzare il sostegno sociale**: i concetti della psicologia positiva, come l'importanza dei legami sociali, possono incoraggiare i familiari a costruire o mantenere le proprie reti sociali e i propri sistemi di sostegno.
- **Strumenti per l'autoriflessione**: i parenti possono essere guidati dalla psicologia positiva a riflettere sui propri valori e obiettivi di vita, che a loro volta possono aiutarli a trovare un senso e un orientamento in una fase spesso difficile della vita.

In pratica, questi elementi possono essere insegnati attraverso consulenze, workshop, corsi online o libri di auto-aiuto. È importante che i familiari trovino l'approccio più adatto a loro e lo integrino nella loro vita quotidiana, in modo da poter trarre i benefici della Psicologia Positiva per se stessi e per i loro familiari malati.

Osservazioni conclusive

La gestione dei malati mentali è sempre particolarmente difficile e stressante per i familiari.

Innanzitutto, le malattie mentali sono spesso meno tangibili dei disturbi fisici. Mentre un braccio rotto o un'infezione hanno sintomi visibili e misurabili, i disturbi mentali sono spesso più sottili e difficili da identificare. Questo può portare a sottovalutare la portata della malattia o a una mancanza di comprensione e pregiudizio che influisce sulla qualità dell'assistenza e dell'interazione.

I sintomi delle malattie mentali, come i deliri nella schizofrenia, la svogliatezza nella depressione o gli intensi sbalzi d'umore nel disturbo bipolare, possono avere un impatto significativo sul comportamento delle persone colpite. Questo, a sua volta, può rendere le interazioni sociali e la comunicazione con loro stressanti o imprevedibili. Può essere difficile interpretare correttamente il comportamento della persona e rispondere in modo appropriato, soprattutto se non si ha una conoscenza o un'esperienza sufficiente nel trattare le malattie mentali.

D'altra parte, i parenti sono molto importanti in alcuni aspetti della diagnosi, della cura e del sostegno generale alle persone con malattia mentale. Questa tensione è stressante, difficile e talvolta impossibile da risolvere. Calma e pazienza sono le parole magiche.